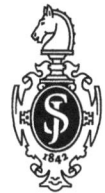

Die gastroenterologischen Fibeln werden herausgegeben von S. Müller-Lissner und H. R. Koelz.

Weitere Bände zu den Themen Leber, Galle, Kolon sind in Vorbereitung.

H. R. Koelz P. G. Lankisch S. Müller-Lissner

Fibel der gastrointestinalen Leitsymptome

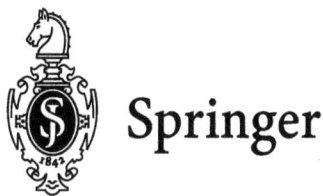 Springer

Prof. Dr. H. R. Koelz
Abteilung Gastroenterologie,
Medizinische Klinik,
Stadtspital, Triemli
CH-8063 Zürich

Prof. Dr. P. G. Lankisch
Medizinische Abteilung
Städtisches Krankenhaus
Bögelstr. 1
D-21339 Lüneburg

Prof. Dr. S. Müller-Lissner
Abteilung für Innere Medizin
Krankenhaus Weißensee
Schönstraße 85–91
D-13086 Berlin

ISBN-13:978-3-540-59009-5

Die Deutsche Bibliothek – CIP-Einheitsaufnahme
Koelz, Hans Rudolf: Fibel der gastrointestinalen Leitsymptome / H. R. Koelz ;
P. G.Lankisch ; S. Müller-Lissner. - Berlin ; Heidelberg ; New York ; London ;
Paris ; Tokyo ; Hong Kong ; Barcelona ; Budapest : Springer, 1995
   ISBN-13:978-3-540-59009-5   e-ISBN-13:978-3-642-79600-5
   DOI: 10.1007/978-3-642-79600-5

NE: Lankisch, Paul Georg; Müller-Lissner, Stefan

Das Werk ist urheberrechtlich geschützt. Die dadurch begründeten Rechte, insbesondere die der Übersetzung, des Nachdrucks, des Vortrags, der Entnahme von Abbildungen und Tabellen, der Funksendung, der Mikroverfilmung oder der Vervielfältigung auf anderen Wegen und der Speicherung in Datenverarbeitungsanlagen, bleiben, auch bei nur auszugsweiser Verwertung, vorbehalten. Eine Vervielfältigung dieses Werkes oder von Teilen dieses Werkes ist auch im Einzelfall nur in den Grenzen der gesetzlichen Bestimmungen des Urheberrechtsgesetzes der Bundesrepublik Deutschland vom 9. September 1965 in der jeweils geltenden Fassung zulässig. Sie ist grundsätzlich vergütungspflichtig. Zuwiderhandlungen unterliegen den Strafbestimmungen des Urheberrechtsgesetzes.

© Springer-Verlag Berlin Heidelberg 1995

Die Wiedergabe von Gebrauchsnamen, Handelsnamen, Warenbezeichnungen usw. in diesem Werk berechtigt auch ohne besondere Kennzeichnung nicht zu der Annahme, daß solche Namen im Sinne der Warenzeichen- und Markenschutz-Gesetzgebung als frei zu betrachten wären und daher von jedermann benutzt werden dürften.

Produkthaftung: Für Angaben über Dosierungsanweisungen und Applikationsformen kann vom Verlag keine Gewähr übernommen werden. Derartige Angaben müssen vom jeweiligen Anwender im Einzelfall anhand anderer Literaturstellen auf ihre Richtigkeit überprüft werden.

Satz und Erstellung der Abbildungen: RTS, Wiesenbach

SPIN 104 960 75   23/3134 – 5 4 3 2 1 0 – Gedruckt auf säurefreiem Papier

Vorwort

Wie alle bisherigen Fibeln dieser Reihe richtet sich auch diese vorwiegend an den praktizierenden Arzt. Vom Leitsymptom ausgehend soll sie ihm die Wahl der ersten diagnostischen und therapeutischen Schritte erleichtern.

Wiederum ist es dem Springer-Verlag zu verdanken, daß die Herstellung so rasch vonstatten ging.

Frühjahr 1995   Hans Rudolf Koelz
                            Paul Georg Lankisch
                            Stefan Müller-Lissner

Inhaltsverzeichnis

Einleitung	1
Abdominalschmerz	2
Schmerzlokalisation	2
Extraabdominale Ursachen von Abdominalschmerzen.	2
Abdominale Druckdolenz	4
Typische Schmerzmuster	6
Akutes Abdomen	8
Definition und Basisdiagnostik	8
Schluckstörungen	10
Definitionen	10
Anamnese	10
Oropharyngeale Phase des Schluckaktes	12
Ösophageale Phase des Schluckaktes	14
Abklärung	16
Retrosternale Beschwerden	18
Differentialdiagnose der Symptomatik	18
Praktisches Vorgehen	20
Übelkeit und Erbrechen	22
Definitionen	22
Physiologie	22
Ursachen und erste Maßnahmen	24
Aszites	26
Definition	26
Pathophysiologie	26
Diagnostik	28

Ikterus 30
Bilirubinstoffwechsel 30
Diagnostik 32

Gastrointestinale Blutung 34
Präsentation und Differentialdiagnose 34
Blutungsquellen 36
Abklärungsschema 37

Meteorismus und Flatulenz 38
Gastrointestinale Gasbilanz 38
Pathogenese und erste Maßnahmen................ 40

Diarrhö 42
Flüssigkeitsbilanz im Gastrointestinaltrakt 42
Akute Diarrhö................................. 44
Chronische Diarrhö 46

Anorektale Symptome 50
Definitionen und Abklärung 50
Stuhlinkontinenz............................... 52
Obstipation 54
Anale Beschwerden 56
Blickdiagnose analer Erkrankungen 58

Literatur 61

Sachverzeichnis.............................. 63

Einleitung

Leitsymptome sind der wichtigste Ausgangspunkt für das ärztliche Handeln. Oft gilt dem Leitsymptom die erste und wichtigste Klage des Patienten. Durch genaue Befragung und einfache klinische Tests läßt sich die Differentialdiagnose meist so weit auf häufige Ursachen einengen, daß wenige Spezialuntersuchungen eine Diagnose erlauben. Gelingt der Nachweis nicht überzeugend, so sind auch seltenere Möglichkeiten zu erwägen.

Manchmal scheuen sich die Patienten, ihre Beschwerden beim Namen zu nennen und geben darum das eigentliche Leitsymptom nicht an. Ein typisches Beispiel ist die Stuhlinkontinenz, die als Durchfall bezeichnet wird. Der Schlüssel für das weitere Vorgehen kann auch hinter wenig spezifischen Beschwerden versteckt sein und wird erst durch eine exakte Anamnese eruiert. Beispielsweise beklagen sich Patienten mit Aszites nicht selten als erstes über Gewichtszunahme. Hinter Müdigkeit, Anstrengungsintoleranz oder Bewußtseinsverlust kann sich eine Anämie bei gastrointestinaler Blutung verbergen.

Viele Leitsymptome sind klassische Alarmsymptome. In Unkenntnis ihrer Bedeutung wird der Arzt bei initial wenig störenden Beschwerden, beispielsweise einer Dysphagie, erst nach vielen Monaten aufgesucht. Eine weitere Verzögerung von Diagnostik und Therapie muß unter allen Umständen vermieden werden.

Abdominalschmerz

Die meisten Patienten haben Schwierigkeiten, Abdominalschmerzen genau zu beschreiben. Dies gilt besonders für viszerale Schmerzen. Bei der Anamnese sind deshalb fast immer präzisierende Fragen notwendig. Die Unterscheidung zwischen somatischem und viszeralem Schmerz gibt Hinweise auf die Ursache.

Schmerzen bei *funktionellen Abdominalerkrankungen* (funktionelle Dyspepsie, Colon irritabile) zeigen meist die Charakteristika eines viszeralen Schmerzes. Mittels Anamnese und körperlicher Untersuchung können sie in der Regel nicht von organisch bedingten Schmerzen unterschieden werden.

Abdominalschmerzen können auch von nicht zum Gastrointestinaltrakt gehörenden Organen ausgehen, z.B. Nieren, Aorta, Herz oder Pleura.

Schmerzlokalisation

Der Schmerz bei Erkrankungen unpaariger Organe wird in der Regel als viszeraler Schmerz in der Mittellinie empfunden; dies gilt auch für Organe wie Appendix und Gallenblase. Erst wenn sich der Prozeß auch auf das Peritoneum parietale ausgedehnt hat, verlagert sich der Schmerz an die „typische" Stelle, beispielsweise bei der fortgeschrittenen Appendizitis in den rechten Unterbauch, bei der Cholezystitis in den rechten Oberbauch, wobei dann der Schmerz den Charakter eines somatischen Schmerzes annimmt.

Extraabdominale Ursachen von Abdominalschmerzen

Abdominalschmerzen kommen außerdem bei vielen systemischen Erkrankungen wie diabetischer Ketoazidose, Porphyrie, Bleivergiftung und Tabes dorsalis vor. Gut bekannt sind Oberbauchschmerzen (bis zum Bild des akuten Abdomens) bei Affektionen des Myo- oder Perikards sowie der basalen Pleura: Herzinfarkt, Perikarditis, basale Pneumonie oder Pneumothorax. Bei großen Lungenembolien kann der gelegentlich markante Abdominalschmerz zusätzlich durch die akute Rechtsherzinsuffizienz mit Leberstauung erklärt werden.

Schmerztypen

	Somatischer Schmerz	Viszeraler Schmerz
Ursprung	Bauchdecken (inkl. Peritoneum parietale), projizierter Schmerz (z.B. vertebragen)	Infiltration (entzündlich oder neoplastisch); Dehnung, Spasmen (Hohlorgane); Kapselspannung (parenchymatöse Organe); Ischämie
Charakter	Scharf, brennend; kann blitzschnell auftreten und verschwinden	Dumpf, tief, bohrend; kolikartig träge
Lokalisierbarkeit	Gut	Schlecht (bei unpaarigen Organen meist in Mittellinie)
Bewegungsabhängigkeit	Durch Bewegung und Erschütterung verstärkt; Patient meist ruhig	Bewegung und Erschütterung verstärken Schmerz meist nicht; Patient oft unruhig
Vegetative Begleitsymptome	Selten	Häufig (Übelkeit, Erbrechen, Schwitzen)

Viszeraler Schmerz: Schmerzlokalisation und Organzuordnung

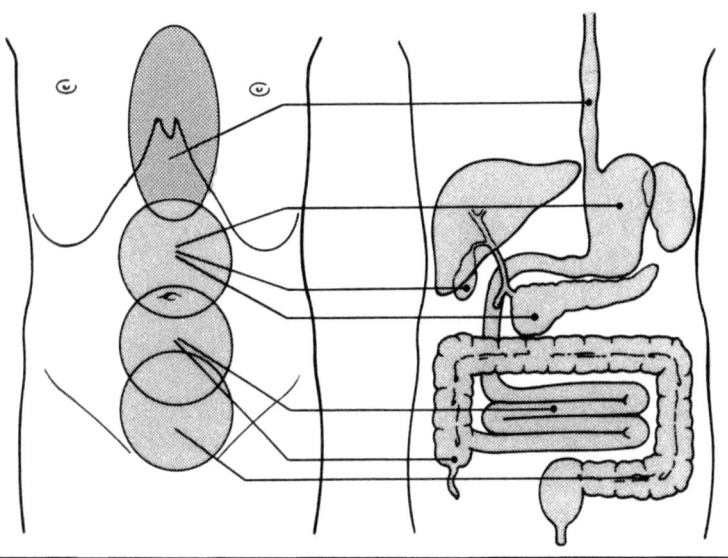

Abdominale Druckdolenz

Normale Druckdolenzen

Auch das normale Abdomen ist bei tiefer Palpation regional verschieden druckempfindlich.

Carnett-Test

Die mit anderen Mitteln oft schwierige Unterscheidung zwischen intraabdomineller und von den Bauchdecken ausgehender Schmerzquelle erlaubt der sehr einfache Carnett-Test. Da das Peritoneum parietale zu den Bauchdecken gehört, bleibt bei Peritonitis die Druckdolenz während des Kopfhebens erhalten.

Abdominale Beschwerden

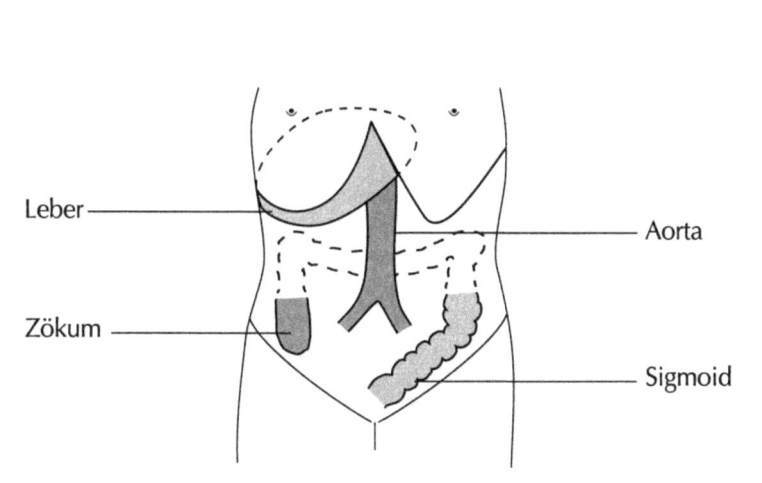

Druckdolenz intraabdominal vs. Bauchdecken (Carnett-Test)

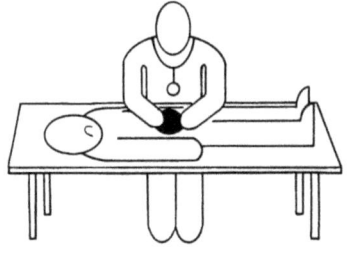

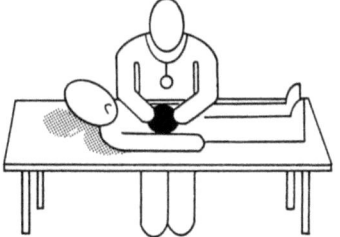

Druckdolenz
verschwunden:
→ Intraabdominale
  Schmerzquelle

Druckdolenz gleich
oder stärker:
→ Schmerzquelle
  in Bauchdecken
  (inkl. Peritoneum
  parietale)

Typische Schmerzmuster

Der Schmerzverlauf kann bei manchen gastrointestinalen Erkrankungen zur Verdachtsdiagnose beitragen.

Rezidivierender Schmerz

Essensabhängigkeit

Der Einfluß des Essens auf die Schmerzen erlaubt Schlüsse auf die Schmerzursache. Provoziert werden die Schmerzen bei Cholezystolithiasis, chronischer Pankreatitis und bei intestinaler Obstruktion. Vermindert werden Reflux- und Ulkusschmerz ("food relief"). Die Anamnese läßt keine Unterscheidung zwischen Ulcus ventriculi und Ulcus duodeni zu.

Kolikartiger Schmerz

Die Kolik ist charakterisiert durch die meist nur einige Minuten (Gallenkolik etwa 20–30 min, Ureterkolik 2–3 min) andauernden krampfartigen Schmerzen mit schmerzfreien Intervallen. Die typische Gallenkolik ist selten.

Progredienter Schmerz

Die dargestellten Verläufe führen, wenn nicht vorher eingegriffen wird, in der Regel zum akuten Abdomen (s. S. 8).

Einphasiger Verlauf

Dieser Verlauf ist typisch für Entzündungen. Bei der Cholezystitis und der Appendizitis kann eine Perforation erfolgen, die sich oft durch ein vorübergehendes Nachlassen der Schmerzen äußert.

Zweiphasiger Verlauf

Die Perforation und der Mesenterialinfarkt zeigen oft diesen Verlauf. Auf das initiale Schmerzereignis folgt typischerweise eine vorübergehende spontane Besserung („Stadium der Illusion").

Typische Schmerzmuster

Nahrungsabhängiger Schmerz   **Erste Maßnahmen**

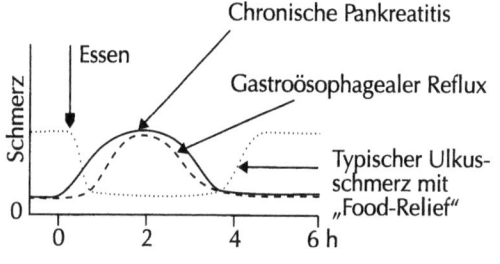

Lipase/Amylase i.S.
Sonographie

Gastroskopie (evtl.
Probetherapie, s.S.20)

Gastroskopie

Progredienter Schmerz

- Entzündung
  (z.B. akute Pankreatitis,
  Cholezystitis, Appendizitis)

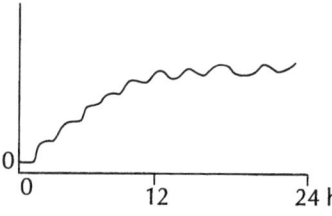

- Perforation
  (somatischer Schmerz)

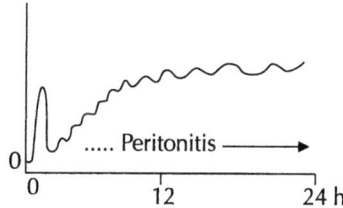

- Intestinale Obstruktion

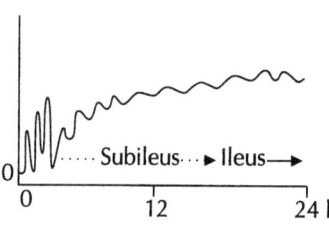

- Mesenterialinfarkt
  (initial viszeraler Schmerz)

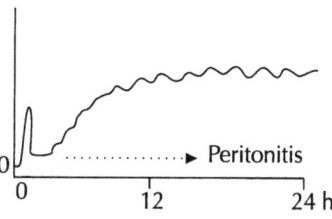

Akutes Abdomen

Definition und Basisdiagnostik

Differentialdiagnose

Die wichtigsten extraabdominellen Ursachen des akuten Abdomens sind Herzinfarkt, Pleuritis, Pneumonie und Lungenembolie.

Anamnese

Die Schmerzentwicklung kann Hinweise auf die Ursache geben (s. S. 7).

Labordiagnostik

Zusätzliche Routineuntersuchungen sind Kreatinin, Na^+, K^+, Transaminasen und alkalische Phosphatase. In vielen Fällen ist ferner eine arterielle Blutgasanalyse indiziert (z.B. Verdacht auf Azidose).

Apparative Diagnostik

Übersichtsaufnahme: Optimale Informationen über freie Luft, Darmspiegel, Gasverteilung im Darm und Weichteilschatten sowie kalkdichte Konkremente erhält man mit der Kombination aus Thoraxaufnahme im Stehen und Abdomenübersicht in Rückenlage sowie im Stehen. Bei nicht stehfähigen Patienten ist eine Aufnahme in Linksseitenlage anzufertigen; freie Luft ist hier über der Leber erkennbar.

Die *Computertomographie* ist bei unzureichender *Ultraschalluntersuchung* (z.B. Gasüberlagerung, Adipositas) und dringendem Verdacht auf Pankreatitis zum Nachweis von Nekrosen indiziert. Ferner kann sie sonographisch nicht sichtbare intra- und retroperitoneale Abszesse zeigen.

Die *Angiographie* ist bei Verdacht auf mesenteriale und andere Durchblutungsstörungen indiziert.

Endoskopie

Eine *Gastroskopie* ist gelegentlich angezeigt bei Verdacht auf Perforation im oberen Gastrointestinaltrakt, wenn die Übersichtsaufnahme keine freie Luft zeigt. Bei Perforation ist nachher freie Luft leicht sichtbar.

Akutes Abdomen

Definition

„Akutes Abdomen" ist eine vorläufige Bezeichnung für einen bedrohlichen Zustand mit starken Bauchschmerzen, bei dem der Verdacht auf eine abdominelle Ursache besteht.

Ätiologische Klärung nach notfallmäßiger Klinikeinweisung

Anamnese/körperliche Untersuchung (inkl. Rektaluntersuchung)

↓

Basisdiagnostik

Frage	Diagnostik
	Laboruntersuchungen
Akute Pankreatitis?	Amylase oder Lipase i.S.
Herzinfarkt?	Kreatinkinase inkl. myokardspezifische Marker
Blutung?	Hämoglobin, Prothrombinzeit, Thrombozyten
Entzündung?	CRP oder BKS, Leukozyten (möglichst differenziert)
Diabetische Ketoazidose?	Glucose, Blutgasanalyse
Urologische Erkrankung?	Urinstatus
	Apparative Untersuchungen
Freies Gas? Freie Flüssigkeit? Abszeß? Aortenaneurysma? Aortendissektion? Gallenwegserkrankung? Extrauterine Gravidität?	Abdomensonographie
Intestinale Gasverteilung? Freies Gas?	Abdomenübersicht in Rückenlage und im Stehen/in Linksseitenlage
Freies Gas unter Zwerchfell? Basale Pneumonie?	Thoraxröntgen
Herzinfarkt?	EKG

Schluckstörungen

Definitionen

Dysphagie

Unter Dysphagie im engeren Sinne wird eine schmerzlose Behinderung des Schluckaktes verstanden. Im allgemeinen wird dieser Ausdruck aber für alle Schluckstörungen verwendet. Die Dysphagie ist ein Alarmsymptom, das auch bei seltenem oder gar einmaligem Vorkommen nach einer prompten Abklärung verlangt.

Odynophagie

Damit wird Schmerz beim Schlucken bezeichnet.

Regurgitation

Regurgitation ist ein Zurückfließen von Magen- oder Ösophagusinhalt in den Mund.

Anamnese bei Schluckstörungen

Bei Schluckstörungen erlaubt eine exakte Anamnese in vielen Fällen eine zuverlässige Verdachtsdiagnose.

Oropharyngeale versus ösophageale Schluckstörung

Diese Unterscheidung hat in der Abklärung eine praktische Bedeutung (s. S. 16). Eine oropharyngeale Schluckstörung wird *beim* Schlucken hinter der Zunge oder im oberen Halsbereich empfunden, eine ösophageale Schluckstörung retrosternal *nach* dem Schlucken. Die oropharyngeale Schluckstörung kann zur *sofortigen nasalen Regurgitation* oder zur *trachealen Aspiration*, die ösophageale zur *verzögerten trachealen Aspiration* führen.

Psychischer Streß

Er führt bei praktisch jeder Schluckstörung zu einer Verschlimmerung der Symptomatik. Aufgrund dieser Angabe kann somit nicht zwischen organischen und funktionellen Störungen unterschieden werden.

Oropharyngeale Schluckstörung

Frage	Antwort	Hinweis auf
• Andere neuromuskuläre Störungen?	Ja	Schluckstörung im Rahmen neuromuskulärer Erkrankung (z.B. Myasthenie, zerebrovaskulärer Insult)?
	Nein	Hypopharynxtumor, Zenker-Divertikel, Web?
• Besserung durch Trinken?	Ja	Mundtrockenheit?
	Nein, Verschlimmerung	Neuromuskulär?
• Zunahme der Dysphagie während des Essens?	Ja	Zenker-Divertikel? Myasthenie?

Ösophageale Schluckstörung

Frage	Antwort	Hinweis auf
• Seit wann?	Seit Jahren	Achalasie?
	Seit Wochen	Malignom?
• Bei jedem Essen?	Ja	Organisch?
	Nein	Funktionell?
• Zunahme beim Essen?	Ja	Divertikel? Achalasie?
	Nein	Organische Stenose?
• Problem mit fester und flüssiger Nahrung?	Ja, von Beginn an	Achalasie? Spasmus?
	Nein, nur für feste Nahrung	Organische Stenose?
• Ist das Steckenbleiben schmerzhaft?	Ja	Organische Stenose? Spasmus?
	Nein	Achalasie?
• Plötzliche Odynophagie?	Ja, seit wenigen Stunden/Tagen	Fremdkörper? Medikamentenulkus? Infektiöse Ösophagitis?
• Zusatzsymptome?	Dauerschmerz	Malignom?
	Husten	Aspiration? Fistel?
	Heiserkeit	Recurrensparese? Aspiration?

Oropharyngeale Phase des Schluckaktes

Die Berührung des Speisebolus mit dem Zungengrund leitet den Schluckakt ein. Das komplizierte Zusammenspiel verschiedener Reflexe wird durch das Schluckzentrum in der Medulla oblongata koordiniert: Nach dem Abschluß des Epipharynx und dem Hochsteigen des Larynx, der zu einem Abschluß der Glottis führt, öffnet sich der obere Ösophagussphinkter. Unmittelbar darauf folgt die Pharynxkontraktion.

Der ungenügende Abschluß des Epipharynx führt zu nasaler Regurgitation, der ungenügende Abschluß des Larynx zu trachealer Aspiration. Eine Pharynxkontraktion gegen den noch geschlossenen oberen Ösophagussphinkter führt zu Druckspitzen, die für die Ausbildung eines Zenker-Divertikels an der schwächsten Stelle der Pharynxhinterwand (Killian-Dreieck) verantwortlich gemacht werden.

Oropharyngeale Phase

Normal	Typische Störung	Ursache, Beispiel
Bolus / Ruhetonus des OOS[a]		
Abschluß des Epipharynx	Ungenügender Abschluß des Epipharynx → Nasale Regurgitation	Neuromuskuläre Erkrankungen Hypopharynxtumor
Hochsteigen des Larynx, Verschluß der Glottis	Ungenügender Abschluß der Glottis → Tracheale Aspiration	
Relaxation des OOS[a] / Kontraktion des Pharynx	Pharynxkontraktion gegen geschlossenen OOS[a] → Dysphagie	Pharyngoösophageale Dyskoordination, Zenker-Divertikel

[a] OOS Oberer Ösophagussphinkter

Ösophageale Phase des Schluckaktes

Der Bolus wird durch eine peristaltische Welle nach distal transportiert. Die Passage durch den unteren Ösophagussphinkter wird durch dessen Relaxation ermöglicht. Nachher nimmt der untere Ösophagussphinkter wieder einen Ruhetonus ein und verhindert so gastroösophagealen Reflux.

Ösophageale Phase

Normal	Typische Störung	Ursache, Beispiel
Peristaltische Kontraktionswelle / Ruhetonus des UOS[a]	Schwache/ fehlende Peristaltik → Dysphagie	Achalasie, neuromuskuläre Erkrankungen, Kollagenosen, Refluxkrankheit
	Diffuser Spasmus → Dysphagie, → Schmerz, → Regurgitation	Diffuser Ösophagusspasmus
	Mechanisches Hindernis → Dysphagie → Regurgitation	Tumor, peptische Stenose, Fremdkörper
Relaxation des UOS[a]	Fehlende Relaxation des UOS[a] → Dysphagie → Regurgitation	Achalasie, „Pseudoachalasie" bei Kardiatumor
Ruhetonus des UOS[a]	Schwacher Ruhetonus „spontane" Relaxation des UOS → Regurgitation	Refluxkrankheit

[a] UOS Unterer Ösophagussphinkter

Abklärung

Schluckstörungen erfordern eine umgehende Abklärung. Dies gilt auch, wenn sie nur vorübergehend aufgetreten sind. Bei organischen Stenosen (z.B. beim Ösophaguskarzinom) gehen vereinzelte Dysphagieepisoden einer ständigen Dysphagie oft Monate voraus.

Oropharyngeale Dysphagie

Initial werden Mundhöhle und Pharynx zur Suche nach Tumor oder Entzündung (z.B. Pharyngitis, Soor) inspiziert.

Bei normalem Befund ist als nächste Untersuchung eine Röntgenpassage zu empfehlen, weil Morphologie und Funktion in diesem Gebiet endoskopisch schwer beurteilbar sind. Nach Möglichkeit soll der radiologische Befund durch eine Kinematographie oder Videoaufzeichnung dokumentiert werden. Bei einer konventionellen Röntgenuntersuchung können Funktionsstörungen meist nicht genügend analysiert werden. Dies trifft besonders auch bei Verdacht auf ein Zenker-Divertikel zu, obwohl bei vorsichtigem Einführen des Gastroskops „unter Sicht" Komplikationen (vor allem Perforation des Divertikels) kaum vorkommen.

Wenn auch die flexible Endoskopie normal ist, sollten ein HNO-Arzt und ein Neurologe konsultiert werden.

Ösophageale Dysphagie

Bei ösophagealer Schluckstörung ist die erste Untersuchung die Endoskopie. Bei eindeutigem Befund sind in der Regel keine weiteren Untersuchungen nötig. Besteht weiter Unklarheit, wird eine funktionelle Abklärung (Kinematographie, Manometrie) in einem gastroenterologischen Zentrum empfohlen. Die Manometrie dient vorwiegend der Untersuchung auf Achalasie, die im Frühstadium oft weder endoskopisch noch radiologisch erfaßt werden kann.

Abklärung

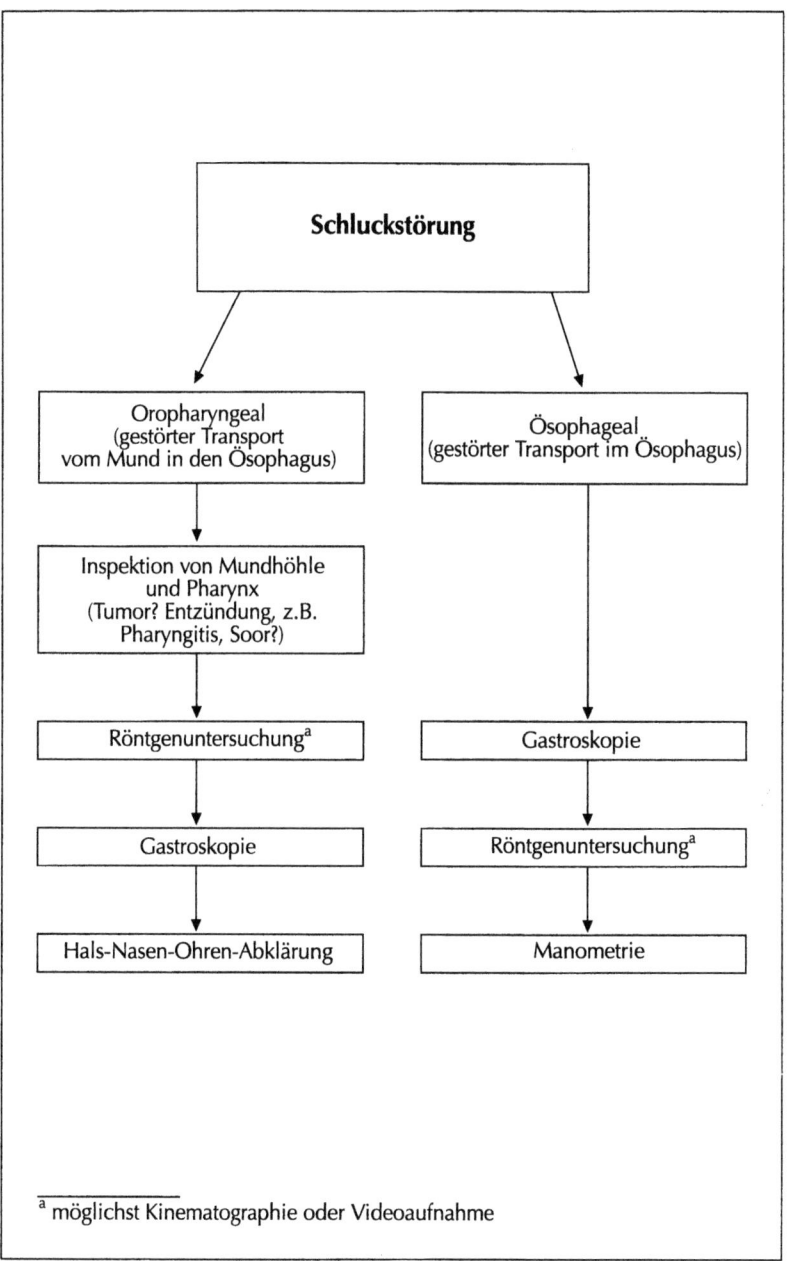

Retrosternale Beschwerden

Differentialdiagnose der Symptomatik

Regurgitation

Saure Regurgitation als Leitsymptom erlaubt die Diagnose Refluxkrankheit.

Brennen, Schmerz

Viele Patienten können nicht sicher angeben, ob ein Schmerz drückend, krampfartig oder stechend ist. Die Schmerzqualität hilft somit bei der Differentialdiagnose wenig.

Pharyngeales, retrosternales und epigastrisches Brennen kommen bei der Refluxkrankheit vor. Sodbrennen (vom Epigastrium aufsteigendes Brennen) als Leitsymptom weist auf eine Refluxkrankheit hin.

Retrosternale Schmerzen bei negativer kardialer Diagnostik gehen in etwa der Hälfte der Fälle vom Ösophagus aus. Typische Auslöser (körperliche Belastung bei kardialen Schmerzen, Essen bei ösophagealen Beschwerden) werden nicht immer angegeben.

Differentialdiagnose

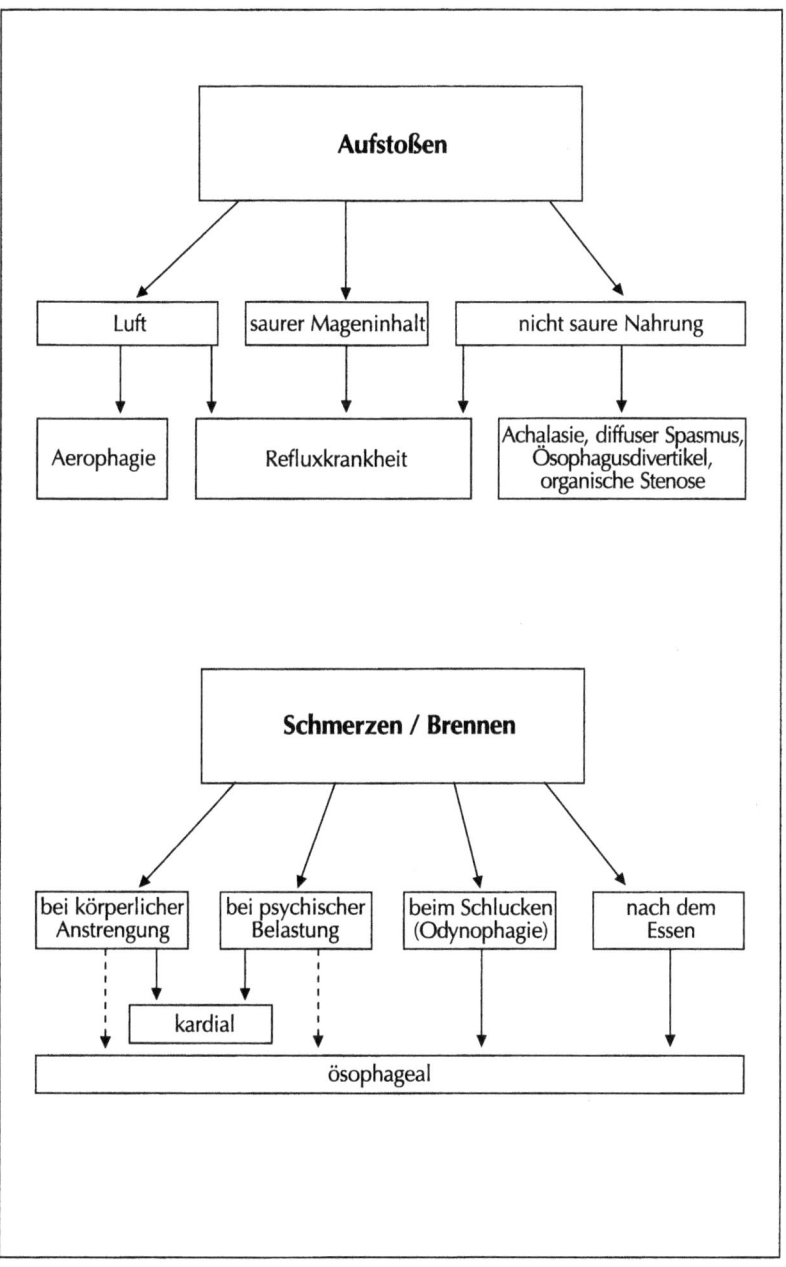

Probatorische symptomatische Therapie

Auf jeder Stufe einer negativen Diagnostik stellt die probatorische symptomatische Therapie einen in der Praxis oft unumgänglichen Kompromiß dar.

Diagnose ex iuvantibus

Eine Diagnose aufgrund einer erfolgreichen symptomatischen Therapie (ex iuvantibus) ist aus den folgenden Gründen unsicher: Viele Krankheiten zeigen einen periodischen Verlauf mit spontanen Besserungen, wobei die Patienten den Arzt oft während der stärksten Beschwerden aufsuchen. Ferner sind die verfügbaren Therapien unspezifisch; mit einem Säurehemmer können auch die Symptome eines malignen Magenulkus gebessert werden. Schließlich unterliegen sowohl der Patient wie auch der beurteilende Arzt der Placebosuggestion.

Praktisches Vorgehen

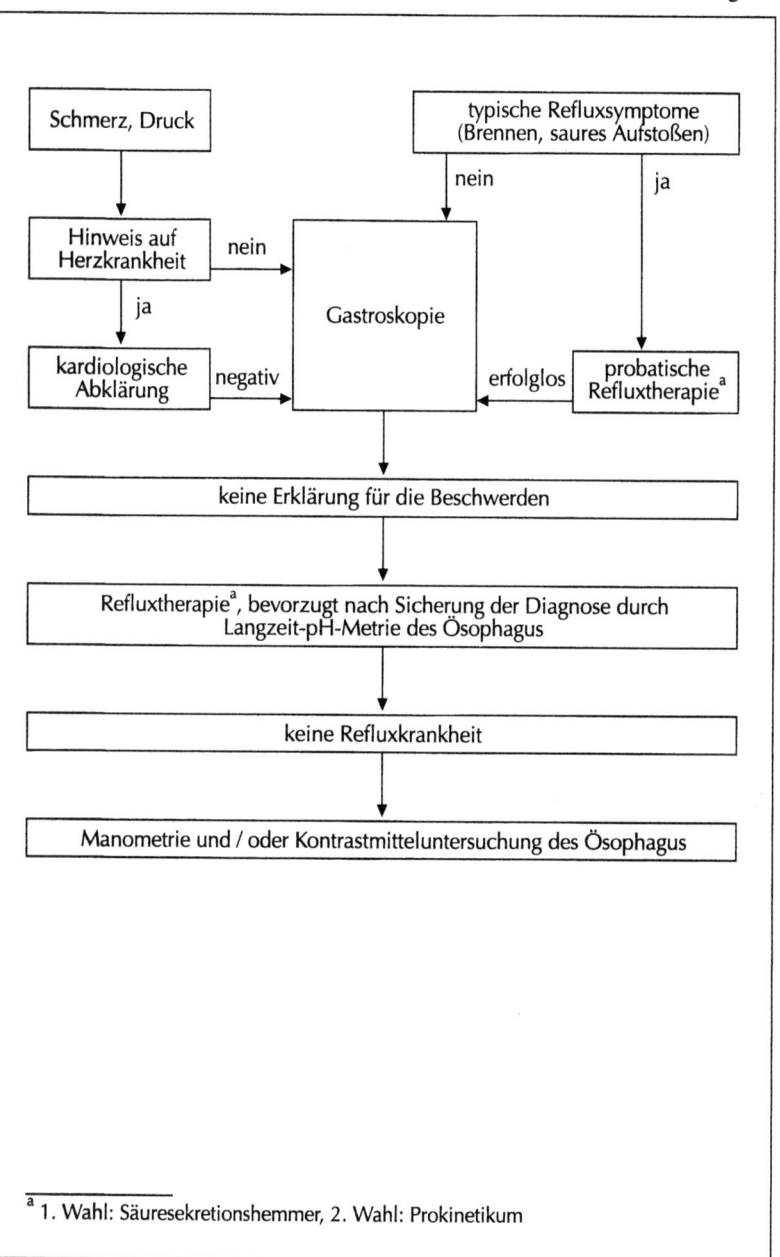

[a] 1. Wahl: Säuresekretionshemmer, 2. Wahl: Prokinetikum

Übelkeit und Erbrechen

Diese unangenehme Empfindung im Oberbauch, die mit Appetitverlust einhergeht, kann von Druck- oder Krampfgefühl im Hypopharynx begleitet sein. Bei stärkerer Ausprägung kommt es zur Hypersalivation und dem Gefühl unmittelbar bevorstehenden Erbrechens.

Würgen

Es handelt sich um unwillkürliche Kontraktionen der Abdominal-, Thorax- und Pharynxmuskulatur, häufig vor und während des Erbrechens.

Erbrechen

Der Mageninhalt wird schwallartig entleert, häufig nach Nausea und Würgen. Die propulsive Motorik des Dünndarms sistiert, es kommt zur Retroperistaltik, Relaxation des Zwerchfells, Kontraktion der Abdominal-, Thorax- und Pharynxmuskulatur und zur Hypersalivation.

Regurgitation

Dieses Wiederaufsteigen von Ösophagus- oder Mageninhalt muß vom Erbrechen unterschieden werden. Es kommt bei Stenosen und Motilitätsstörungen in Hypopharynx (z.B. Zenker-Divertikel), Ösophagus (z.B. Achalasie, saure Regurgitation bei Refluxkrankheit) und Magen vor.

Physiologie

Das in der Medulla oblongata gelegene Brechzentrum steuert über sympathische, parasympathische und somatische Efferenzen Übelkeit, Würgen und Erbrechen.

Die Chemorezeptor-Trigger-Zone liegt am Boden des IV. Hirnventrikels. Im Gegensatz zum Brechzentrum befindet sie sich außerhalb der Blut-Hirn-Schranke.

Physiologie

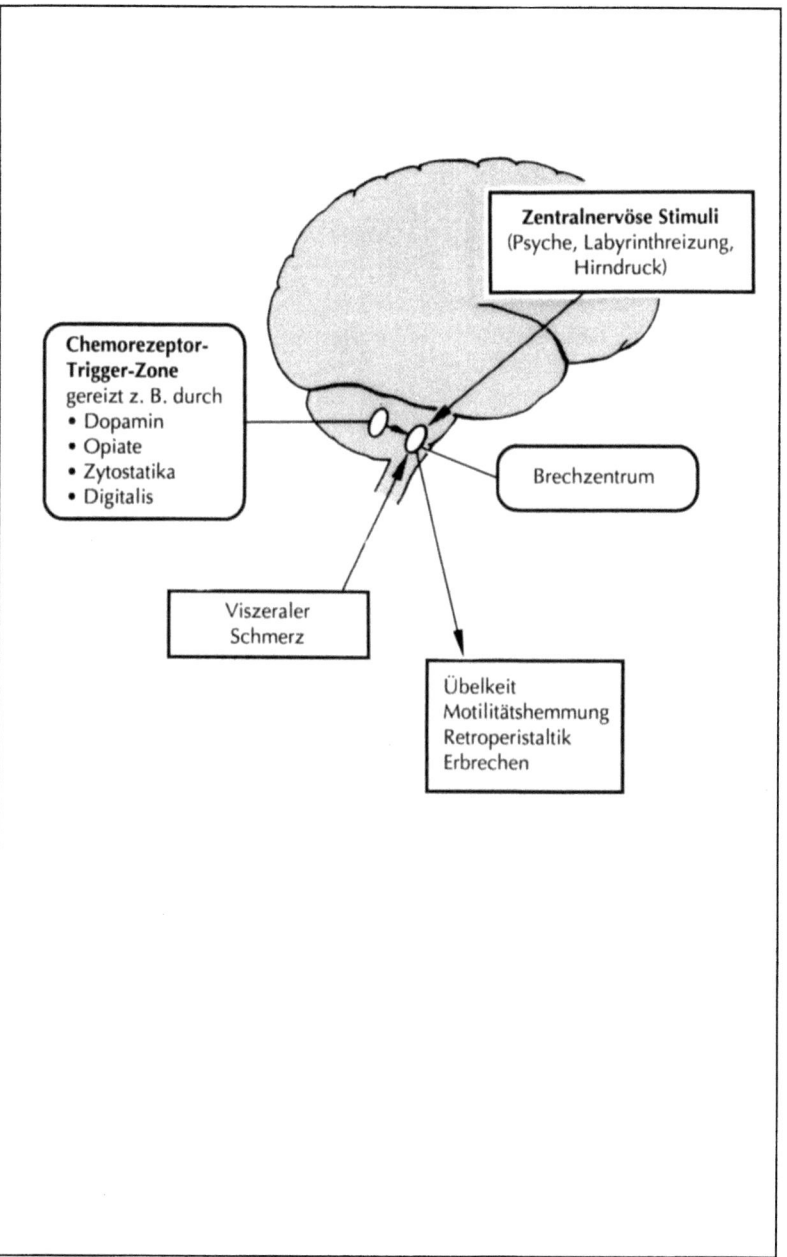

Ursachen und erste Maßnahmen

Übelkeit kann bei einer großen Zahl von Erkrankungen als Begleitsymptom auftreten. In der Regel erübrigt sich eine spezifische Diagnostik, und eine symptomatische antiemetische Therapie ist ausreichend. Erbrechen zeigt meist eine schwerere Störung an und ist abklärungsbedürftig, wenn die Ursache nicht offensichtlich ist.

Symptomatische antiemetische Therapie

Sie ist sowohl bei behandelbarer wie bei unbehandelbarer Ursache in der Regel indiziert.

Bei Erbrechen ist die orale Medikation nicht sinnvoll. Dann kommen nur Metoclopramid (i.v. oder als Supp.), Ondansetron und Tropisetron (i.v.) in Frage.

Ursachen und erste Maßnahmen

Charakteristik	Verdachtsdiagnose(n)	Erste Maßnahmen
Akut – mit Durchfall – mit Gliederschmerzen, Fieber, evtl. Durchfall	• Nahrungsmittelintoxikation? • (Gastro-)Enteritis? • Virusinfekt?	Symptomatische Therapie
Nur morgens	• Alkoholabusus?	
Medikation (speziell Digitalis, Opiate, Zytostatika)	• Überdosierung bzw. Nebenwirkung?	Indikation bzw. Dosis überprüfen, Antiemetika
Voluminöses Erbrechen jeglicher Nahrung	• Stenose/Verschluß von Magenausgang, Dünndarm, Dickdarm?	Röntgen Abdomen, Gastroskopie
Blutig	• Obere gastrointestinale Blutung? • Naso-oro-pharyngeale Blutung?	Gastroskopie HNO-Untersuchung
Assoziierte Symptome als Hinweis	• Brustschmerz: koronare Herzkrankheit? • Kopfschmerz, neurologische Symptome: ZNS-Erkrankung? • Augenschmerz: Glaukom? • Hörstörung: Morbus Ménière? • Schwindel: Labyrintherkrankung, Kleinhirnerkrankung? • Amenorrhö: Schwangerschaft?	Entsprechende organbezogene Diagnostik

Aszites

Definition

Der Begriff Aszites bezeichnet die Ansammlung von Flüssigkeit in der freien Bauchhöhle.

Pathophysiologie

Die häufigsten Ursachen sind Leberzirrhose und Peritonealkarzinose.
Die Aszitesbildung bei portaler Hypertension ist Folge einer sehr komplexen Störung. Bei den meisten Patienten mit Leberzirrhose und Aszites sind die portale Hypertonie, die Hypalbuminämie und eine systemische Störung der Wasser-/Na^+-Regulation beteiligt. Ein präsinusoidaler Block (z.B. Portalvenenthrombose) reicht nicht aus.

Pathophysiologie

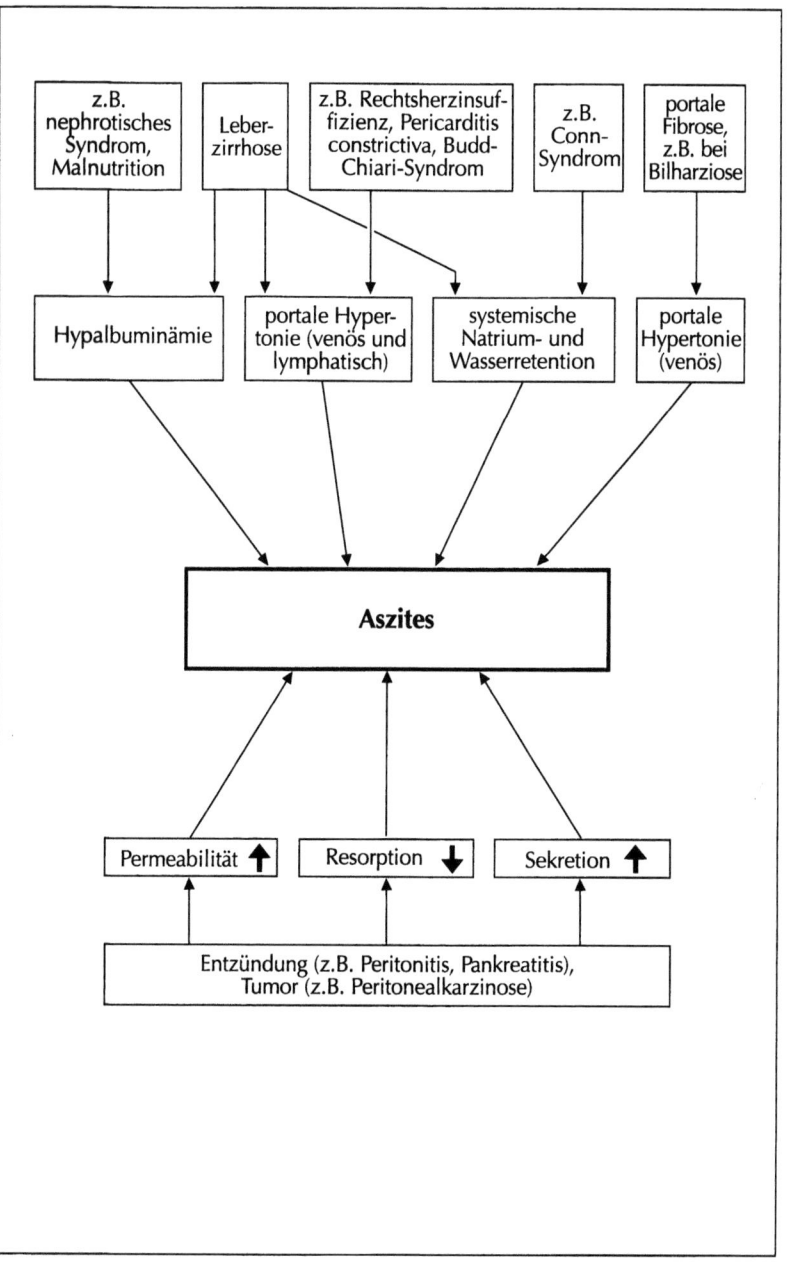

Diagnostik

Die klinische Erkennung ist bei Aszitesmengen von weniger als etwa 2 Liter unsicher. Eine Sonographie wird zum Nachweis von Aszites und seinen Ursachen empfohlen.

Bakterielle Infektion des Aszites

Die klassischen klinischen Zeichen einer Peritonitis fehlen meistens. Eine Erhöhung der Leuko- bzw. Granulozytenzahl ist auf eine bakterielle Infektion so verdächtig, daß sogleich eine Antibiotikatherapie eingeleitet werden soll. Das richtige Erkennen einer bakteriellen Infektion des Aszites wird durch Verwendung von Blutkulturflaschen stark verbessert.

An die Möglichkeit einer Tuberkulose sollte immer gedacht werden. Dies gilt besonders für lymphozytären Aszites sowie bei unerklärter Verschlechterung des Zustandes.

Maligner Aszites

Es ist noch unklar, ob eine Erhöhung des Fibrolektins oder des Cholesterins im Aszites ohne Nachweis maligner Zellen die Diagnose eines malignen Aszites erlaubt.

Ungeklärter Aszites

Wenn die üblichen Untersuchungen nicht zur Klärung der Ursache führen, ist eine Laparoskopie indiziert.

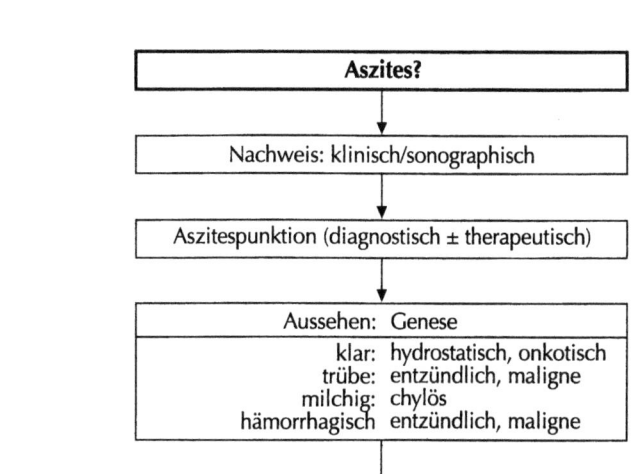

Aszites?

↓

Nachweis: klinisch/sonographisch

Aszitespunktion (diagnostisch ± therapeutisch)

Aussehen: Genese
klar: hydrostatisch, onkotisch
trübe: entzündlich, maligne
milchig: chylös
hämorrhagisch entzündlich, maligne

Test	Aszitestyp				
	unkompliziert	infiziert	Tbc	pankreatisch	maligne
Albumin (Aszites: Serum > 0,4)	–	+	±	+	+
Amylase oder Lipase > Serum	–	–	–	+++	–
Leukozyten > 500/µl	–	+	+	±	±
Granulozyten > 300/µl	–	+	±	±	±
allgemeine Bakteriologie	–	+	–	–	–
Tbc-Bakteriologie	–	–	+	–	–
maligne Zellen	–	–	–	–	+

Ikterus

Bilirubinstoffwechsel

Eine Erhöhung des Serumbilirubins wird zuerst in den Skleren sichtbar (Serumbilirubin höher als das 2 bis 3fache der oberen Norm), bei weiterer Zunahme wird auch die Haut ikterisch (Bilirubin höher als das 4 bis 5fache der oberen Norm). Das Hautkolorit und die Lichtverhältnisse beeinflussen dies. Die meisten Patienten werden erstmals durch Mitmenschen auf den Ikterus aufmerksam gemacht.

Genetische Bilirubinstoffwechselstörungen

Das harmlose Gilbert-Meulengracht-Syndrom ist die weitaus häufigste Störung. Sehr selten sind das Crigler-Najjar-, das Dubin-Johnson- und das Rotor-Syndrom.

Ikterus in besonderen Situationen

Ein *postoperativer* Ikterus hat meist mehrere Ursachen wie Hämolyse nach vielen Transfusionen, Resorption von Hämatomen sowie Medikamente (z.B. Halothan).

Schwere Infekte, insbesondere eine Sepsis, können einen Ikterus verursachen.

Die häufigste Ursache des Ikterus in der *Schwangerschaft* ist die benigne intrahepatische Schwangerschafts-Cholestase, die in der 2. Schwangerschaftshälfte auftreten kann.

Bilirubinstoffwechsel

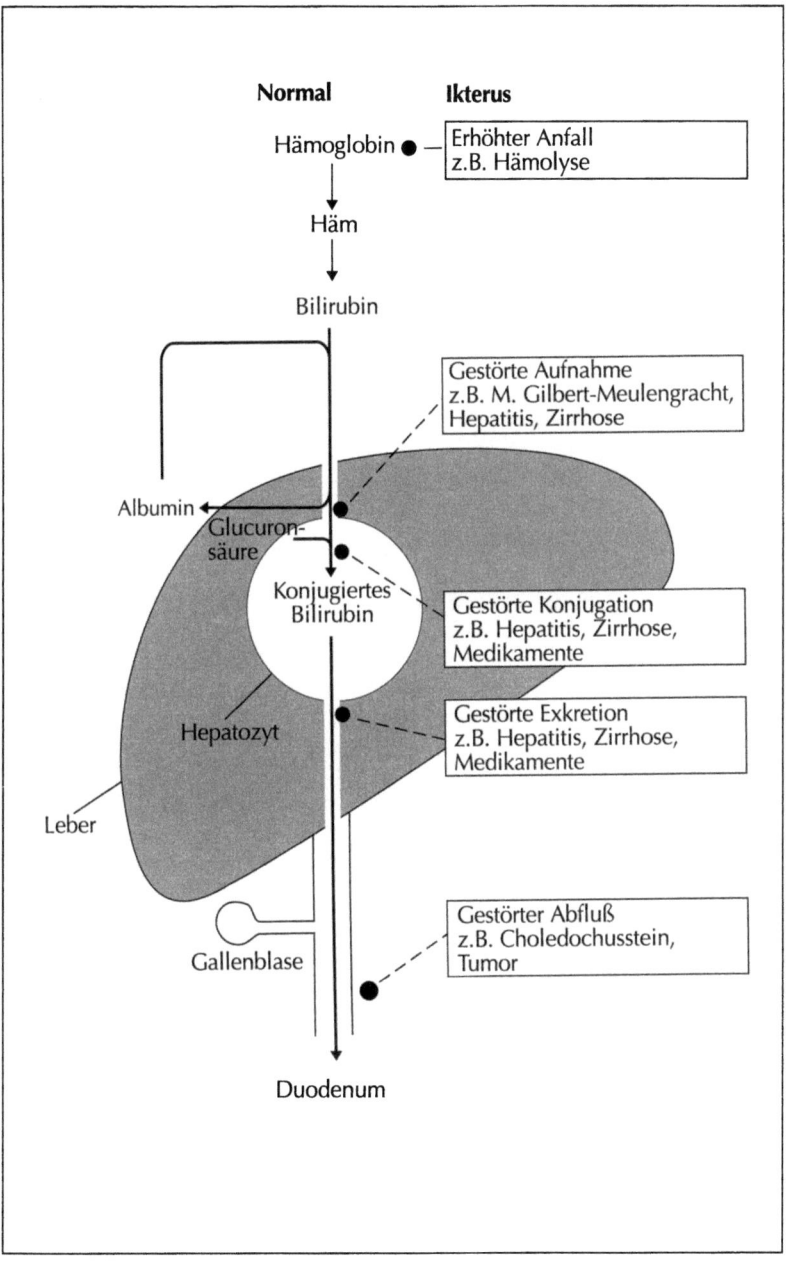

Diagnostik

Anamnese

Eine Dunkelfärbung des Urins tritt bei jedem hepatobiliären Ikterus auf, eine Entfärbung des Stuhls nur bei komplettem Verschlußikterus.

Körperliche Untersuchung

Mit der Schwere der chronischen Lebererkrankung nimmt die Häufigkeit von für die Leberinsuffizienz charakteristischen Hautveränderungen zu (Spider-Naevi, Lacklippen, weiblicher Behaarungstyp, Weißnägel, Palmarerythem).

Labor

Bei hepatobiliären Erkrankungen trägt die Differenzierung des Serumbilirubins nicht zur Differentialdiagnose bei.

Antimitochondriale (AMA) und antinukleäre (ANA) Antikörper stützen die Diagnose einer primär biliären Zirrhose bzw. autoimmunen chronisch-aktiven Hepatitis.

Bildgebende Verfahren

Die Sonographie gestattet mit großer Sicherheit eine Differenzierung in hepatische und posthepatische Ursachen des Ikterus. Die Computertomographie kann bei der Diagnostik eines extrahepatischen Ikterus der Sonographie überlegen sein.

Die endoskopische retrograde Cholangiopankreatographie (ERCP) dient zur Abklärung von Erkrankungen der ableitenden Gallenwege und ihrer Umgebung. Wenn eine Cholestase durch Sonographie und sonstige (Blut-)Untersuchungen nicht erklärt ist, sind eine endoskopische retrograde Cholangiographie (ERC) und eine Leberbiopsie indiziert.

Diagnostik

	Anamnese, körperliche Untersuchung	

↓

Abdominelle Sonographie, Bilirubin, alkal. Phosphatase (AP), OT (ASAT), PT (ALAT)

↓

Typische Konstellation	Hinweis auf häufige Ursache	Erste Maßnahmen
Gallenwege erweitert AP 1,5- bis 4fach - OT, PT bis 5fach - OT, PT 5- bis 10fach, Entzündungszeichen	• Choledocholithiasis, • Tumor: Gallenwege, Papille oder Pankreaskopf - ohne Cholangitis - mit Cholangitis	ERCP (bei rein intrahepatischem Stau alternativ primär PTC = perkutante transhepatische Cholangiographie)
Leber vermehrt echodicht, vergrößert/normal/verkleinert, Splenomegalie, evtl. Aszites AP bis 2fach, OT, PT bis 5fach	• Leberzirrhose	Alkoholkarenz Hepatitisserologie, Suche nach Hämochromatose und Morbus Wilson
Leber vermehrt echodicht, meist vergrößert, evtl. Splenomegalie und Aszites AP bis 3fach OT, PT >5fach	• Alkoholische Hepatitis	Alkoholkarenz. Bei OP/PT >20fach, schwerem Krankheitsbild und fehlenden Hinweisen auf chronisch-aktive Virushepatitis: Kortikosteroide
Multiple Leberrundherde AP bis 3fach OT, PT bis 5fach	• Metastasenleber	Feinnadelpunktion, evtl. Primärtumorsuche
Leber normal oder leicht vergrößert AP bis 2fach OT, PT >20fach	• Akute Hepatitis (viral, medikamentös, toxisch)	Medikation überprüfen, Alkoholkarenz, Hepatitisserologie (anti-HAV, anti-HBc, anti-HCV, bei fulminanter Hepatitis evtl. PCR)
Leber normal oder leicht vermehrt echodicht AP bis 2fach OT, PT 5- bis 10fach	• Chronische Hepatitis (viral, autoimmun) • Medikamentöse Cholestase	Hepatitisserologie (Anti-HAV, anti-HBc, anti-HCV), Autoantikörper (AMA, ANA, LKM, SMA), Medikation überprüfen
Leber normal oder vermehrt echodicht AP 2- bis 5fach OT, PT 5- bis 10fach	• Chronische nicht-eitrige Cholangitis (primär biliäre Zirrhose)	Hepatitisserologie (Anti-HAV, anti-HBc, anti-HCV), Autoantikörper (AMA, ANA, LKM, SMA)
AP, OT, PT normal, Bilirubin <7fach, evtl. Anämie	• Hämolyse	Hb, Retikulozyten, LDH
Außer Bilirubin (<7fach) alles normal	• Morbus Gilbert-Meulengracht	Beruhigung des Patienten

AMA antimitochondriale Antikörper, *ANA* antinukleäre Antikörper, *V* Virus, *HA* Hepatitis A, *HB* **Hepatitis B**, *HC* Hepatitis C, *LKM* „Liver kidney microsomes", *SMA* Smooth-muscle-Antikörper

Gastrointestinale Blutung

Präsentation und Differentialdiagnose

Die gastrointestinale Blutung ist ein Alarmsymptom. Auch geringgradige Blutungen erfordern eine rasche Abklärung.

Extragastrointestinale Blutungsquellen

Eine gastrointestinale Blutung kann vorgetäuscht werden durch Blutungen aus dem Nasen-/Rachenraum, aus der Lunge und selten durch vaginalen Blutabgang.

Tests zur Suche nach okkultem Blut im Stuhl

Diese sind nicht nur zur Suche von Blutspuren im Stuhl geeignet, sondern auch zur Bestätigung oder zum Ausschluß einer Meläna. Der Wert dieser Tests zur Suche nach einem asymptomatischen kolorektalen Karzinom ist umstritten. Bei Eisenmangelanämie oder anderen Hinweisen auf eine gastrointestinale Blutung sollte ein negativer Test nicht zum Verzicht auf eine weitergehende Diagnostik verleiten, da viele gastrointestinale Blutungsquellen nur intermittierend bluten.

Falsch-positive Tests der Peroxidasereaktion, auf der die üblichen Tests basieren, werden nach Einnahme von rohen Früchten und Gemüsen, sowie nach Einnahme von tierischem Hämoglobin in rotem Fleisch beobachtet. Diese Probleme bestehen nicht bei Verwendung von Tests, die auf einer Antikörperreaktion gegen menschliches Hämoglobin beruhen.

Bluterbrechen (Hämatemesis)

- Frischbluterbrechen Geringe Blutung: Beimischung von rotem Blut zu Speiseresten.
  Starke Blutung: Große Mengen flüssiges rotes Blut oder Koagula.

- Kaffeesatzerbrechen Durch HCl des Magens zu Chlorhämin umgewandeltes Hämoglobin deutet – beim Fehlen von peranaler Blutung – auf geringe Blutung hin.

Blutabgang per anum (Hämoschezie)

- Frischblut Starke Blutung: flüssiges Blut statt Stuhl, Koagula. Geringe Blutung: Blut auf Stuhl, Blutnachtropfen nach Defäkation, Blut am Toilettenpapier.

- Meläna Schwarzroter, meist breiiger, klebriger Stuhl mit charakteristischem Geruch. Entsteht durch mehrstündige bakterielle Zersetzung vorwiegend im Kolon, notwendig sind meistens 50–200 ml Blut.

- Okkultes Blut Makroskopisch nicht erkennbare Blutbeimengung im Stuhl, die (je nach Test und Lokalisation der Blutungsquelle) etwa 2 ml/Tag übersteigt.

Makroskopisch mit Meläna verwechselter Stuhl

Ursache	Abklärung
Normaler dunkler Stuhl	Stuhlinspektion, evtl. Okkult-Test.
Einnahme von Kohle-, Eisen oder Wismutpräparaten	Anamnese, Stuhlinspektion: Stuhl schwarz bei Eisen- oder Kohlepräparaten, grau bei Wismut.
Einnahme von roter Beete (Randen)	Anamnese (große Mengen erforderlich), Stuhlinspektion: Farbe violett-rot; evtl. Okkult-Test.

Blutungsquellen

Akute Blutung

Die akute Gastrointestinalblutung erfordert eine Hospitalisation. Die Endoskopie dient nicht nur der Diagnostik, sondern auch der Therapie, weil viele Blutungsquellen endoskopisch behandelt werden können.

Wenn das Vorliegen von Ösophagusvarizen unwahrscheinlich ist, sollte bei massiver Blutung (drohender oder bereits bestehender hypovolämischer Schock) ohne weitere Diagnostik eine sofortige Operation erwogen werden.

Mallory-Weiss-Syndrom

Bei heftigem Erbrechen, aber auch bereits beim Würgen, kann es zu einem Einreißen der Schleimhaut am gastroösophagealen Übergang mit nachfolgender Blutung kommen. Oft ist die Anamnese typisch: nach Erbrechen von unblutigem Mageninhalt, gelegentlich auch nur starkem Würgen, folgt blutiges Erbrechen. Durch Erbrechen oder Würgen kann allerdings auch eine Blutung aus einer anderen Läsion ausgelöst werden, insbesondere aus Ösophagusvarizen.

Verdacht auf Hämorrhoidalblutung

Geringe Blutbeimengungen auf dem Stuhl erwecken in erster Linie den Verdacht auf eine Hämorrhoidalblutung. Da sich die meisten distalen Karzinome initial auf die gleiche Weise bemerkbar machen, ist auch hier eine Koloskopie indiziert. Dies gilt auch dann, wenn die Rektaluntersuchung tatsächlich Hämorrhoiden zeigte.

Seltene Blutungsquellen

Bei negativen Befunden der Gastroskopie und Koloskopie wird bei massiver Blutung (mindestens 0,5–2 ml/min) angiographiert. Eine selektive Röntgenuntersuchung des Dünndarms (nach Sellink) soll erst einige Tage nach Blutungsstillstand durchgeführt werden, weil das im Kolon verbleibende Barium eine aussagekräftige Angiographie verhindert. Manche Blutungsquellen im Dünndarm (Angiodysplasien, Ulzera) lassen sich nur durch eine intraoperative Enteroskopie nachweisen.

Abklärungsschema

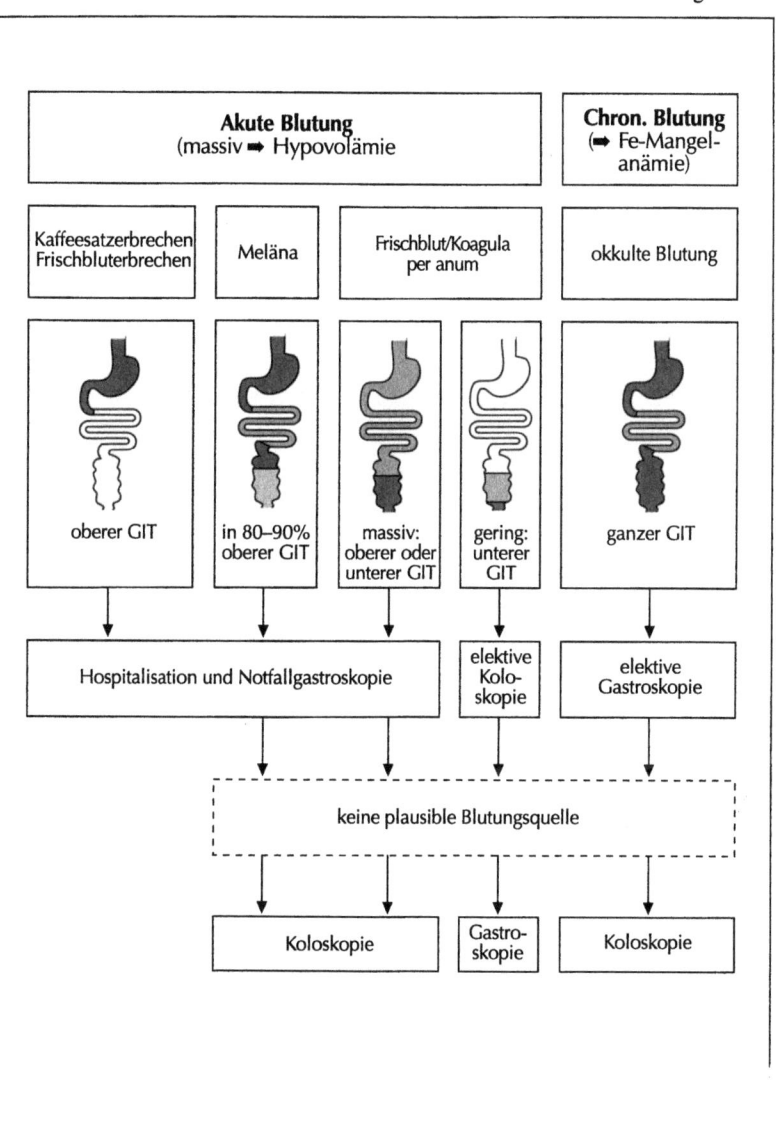

GIT = Gastrointestinaltrakt; *oberer GIT* = Ösophagus, Magen, Duodenum (Pankreas und Gallenwege als Blutungsquelle sehr selten); *unterer GIT* = Jejunum, Ileum und Kolon.

Meteorismus und Flatulenz

Gastrointestinale Gasbilanz

Gas im oberen Gastrointestinaltrakt

Praktisch alles Gas im oberen Gastrointestinaltrakt stammt aus verschluckter Luft und aus gashaltiger Nahrung, insbesondere kohlensäurehaltigen Getränken. Ein großer Teil dieser Gase gelangt durch Aufstoßen wieder nach außen, ein kleinerer Teil wird aus dem Magen in den Dünn- und Dickdarm transportiert.

Gas im unteren Gastrointestinaltrakt

Dieses stammt zum Teil aus dem oberen Gastrointestinaltrakt, zum Teil wird es durch Bakterien aus Substraten produziert, die durch den Dünndarm nicht absorbiert wurden und in das Kolon gelangen. Die Elimination dieser Gase erfolgt hauptsächlich peranal. Neuere Studien haben gezeigt, daß den Kolonbakterien auch eine wichtige Rolle in der Elimination der Gase zukommt, indem H_2 und CO_2 zur Synthese von CH_4 und Acetat verbraucht werden. Durch diese Umwandlung wird das Gasvolumen verringert.

Diffusion von Gasen

Die Diffusion von Gasen aus dem Gastrointestinaltrakt bzw. in das Lumen hängt vor allem vom Diffusionsquotienten und dem jeweiligen Gradienten zwischen Lumen und Blut der einzelnen Partialdrucke ab. Beispielsweise entsteht bei der Neutralisation der Magensäure durch Bikarbonat im Dünndarmlumen viel CO_2, das in das Blut diffundiert. Im Dünndarm und im Kolon wird der Partialdruck von O_2 und N_2 durch die Produktion anderer Gase reduziert, so daß diese Gase hier vom Blut in das Lumen diffundieren.

Gastrointestinale Gasbilanz

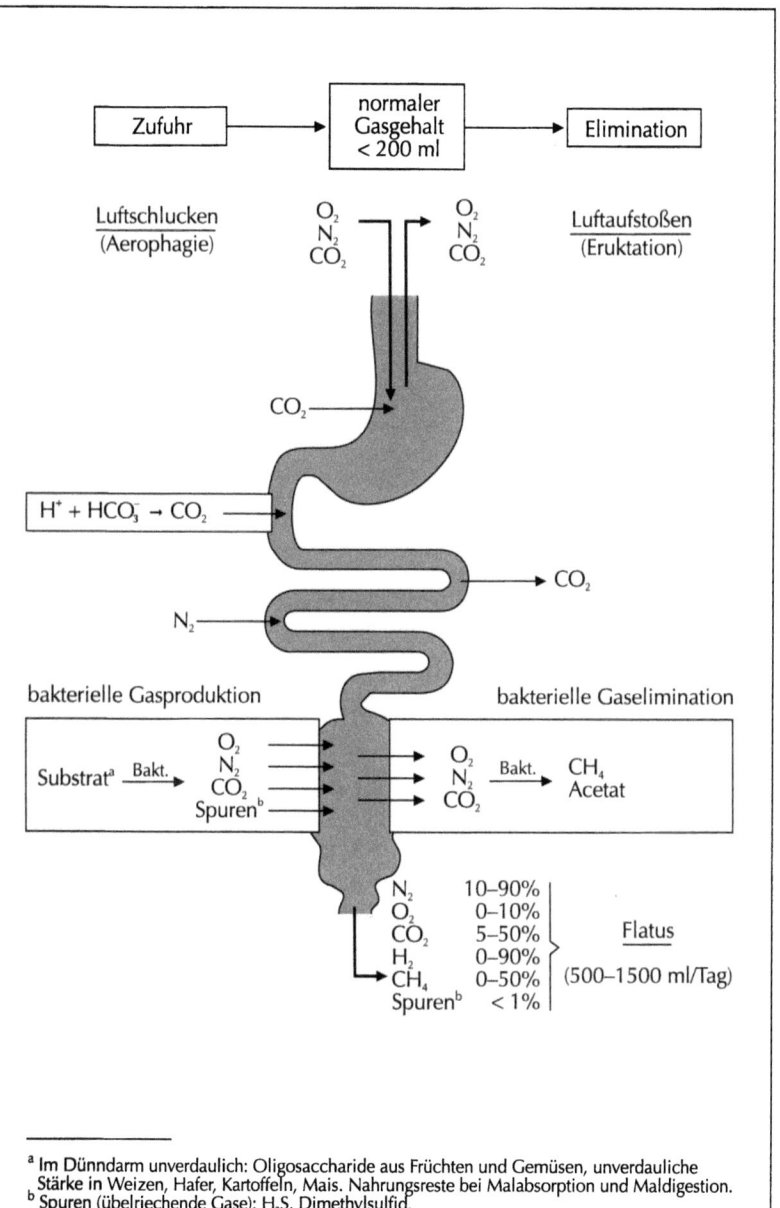

[a] Im Dünndarm unverdaulich: Oligosaccharide aus Früchten und Gemüsen, unverdauliche Stärke in Weizen, Hafer, Kartoffeln, Mais. Nahrungsreste bei Malabsorption und Maldigestion.
[b] Spuren (übelriechende Gase): H_2S, Dimethylsulfid.

Pathogenese und erste Maßnahmen

Blähungsgefühl

Klagen über Blähungen sind häufig. In den meisten Fällen kann jedoch kein erhöhter Gasgehalt des Abdomens gemessen werden. Solche Patienten reagieren auf Gasinsufflation in den Gastrointestinaltrakt besonders empfindlich.

Aerophagie

Luftschlucken ist normal. Unter psychischem Streß wird mehr Luft geschluckt. Die in den Magen transportierte Luft wird zum großen Teil eruktiert. Bei manchen Leuten führt wiederholtes willkürliches Aufstoßen zu verstärkter Aerophagie und damit zu einem Circulus vitiosus.

Beim Aufstoßen gelangt oft auch Magensäure in die Speiseröhre. Dies kann zu Refluxbeschwerden und – durch Auslösung eines Schluckreizes – zu erneuter Aerophagie führen.

Pathogenese und erste Maßnahmen

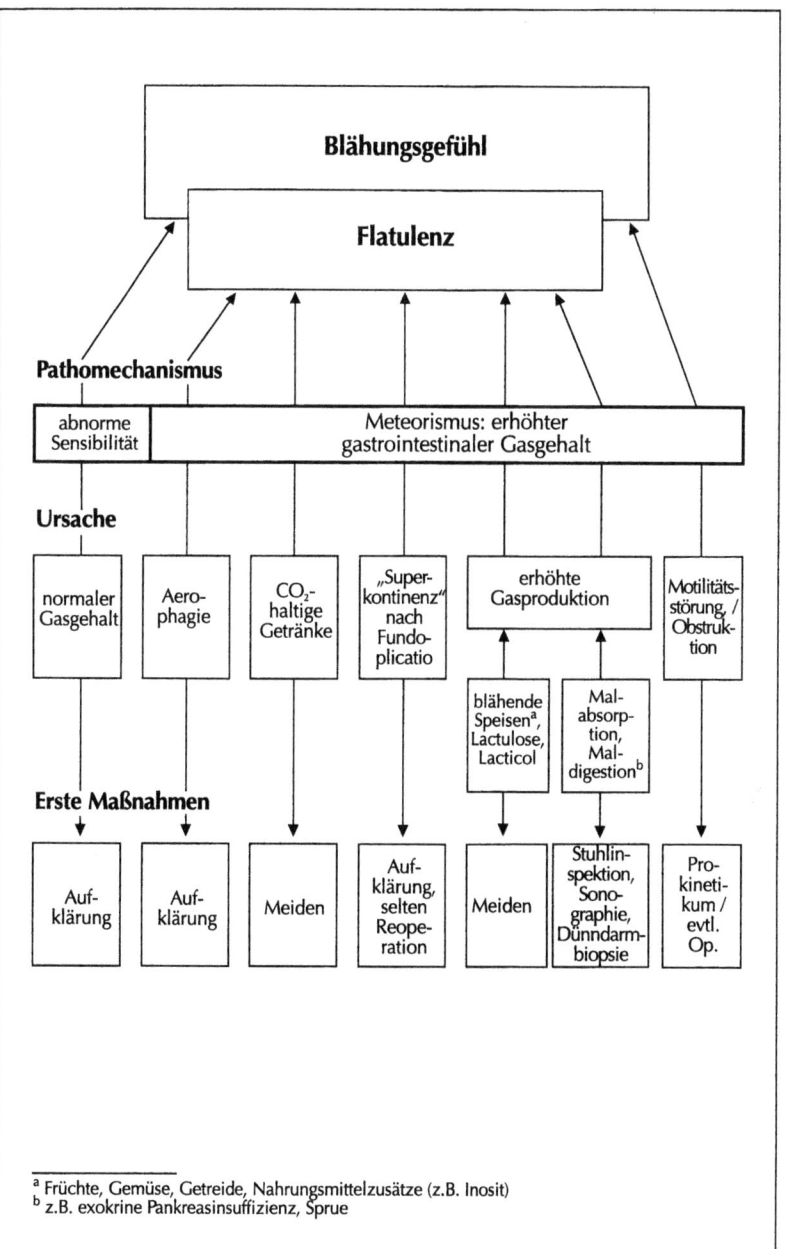

[a] Früchte, Gemüse, Getreide, Nahrungsmittelzusätze (z.B. Inosit)
[b] z.B. exokrine Pankreasinsuffizienz, Sprue

Diarrhö

Manche Patienten bezeichnen häufige Stuhlentleerungen oder Inkontinenz mit normaler Stuhlkonsistenz als Durchfall.

Flüssigkeitsbilanz im Gastrointestinaltrakt

Dünndarmerkrankungen führen durch verminderte Absorption und/oder vermehrte Sekretion zu einer Flüssigkeitsbelastung des Dickdarms. Diese kann bis zu etwa 5 Liter täglich kompensiert werden, bevor es zur Diarrhö kommt.

Definition der Diarrhö

- Entleerung von flüssigem oder breiigem Stuhl
- Meist: Stuhlfrequenz > 3 mal täglich und Stuhlgewicht > 200 g täglich

Flüssigkeitsbilanz im Gastrointestinaltrakt

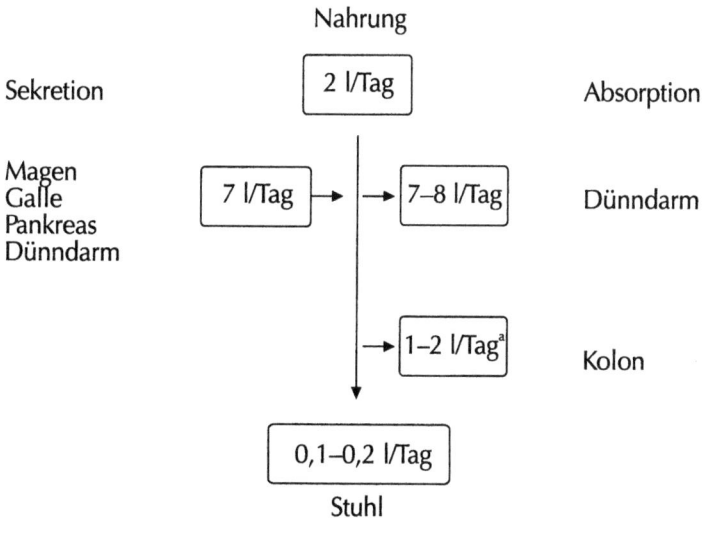

[a] Maximal ca. 5 l/Tag.

Akute Diarrhö

Definition

Es handelt sich um eine Erkrankung mit akutem Beginn, die nach Ausschalten der Noxe innerhalb weniger Tage, maximal 3 Wochen, sistiert.

Die akute Diarrhö ist infektiös, parasitär, toxisch, medikamentös oder allergisch bedingt. Gelegentlich kann psychischer Streß kurzdauernden Durchfall verursachen. Wurm- und Pilzbefall des Darms bei gesundem Immunsystem führen nicht zu Durchfall.

HIV/AIDS

Bei entsprechendem Verdacht ist ein HIV-Test erforderlich. Bei positivem Ausfall bzw. bekannter Erkrankung soll frühzeitig koloskopiert werden.

Diarrhö nach Auslands- und Tropenreisen

Sie ist meistens durch enteropathogene E. coli bedingt und verläuft im allgemeinen ohne Fieber. Bei fieberhaftem Durchfall nach Tropenreisen ist auch an Typhus und Malaria zu denken.

„Lebensmittelvergiftung"

Hauptursachen sind Staphylokokkentoxine und E. coli. Diarrhö kann schon wenige Stunden nach dem Essen auftreten.

Kurzdauernde Diarrhö (< 1 Woche)

- Symptomatisch Antidiarrhoica (z.B. Loperamid; nicht bei blutiger Diarrhö)

- Bei Exsikkose, schlechtem Allgemeinzustand und/oder Risikofaktoren (Herz-, Nierenerkrankungen): stationäre Aufnahme, Elektrolyt- und Flüssigkeitsersatz

- Blutig: Mikrobiologische Stuhldiagnostik, evtl. Koloskopie

- Hoch fieberhaft oder typhös: Mikrobiologische Stuhldiagnostik, bakt. Blutkulturen, evtl. Koloskopie

- Unter oder nach Antibiotikatherapie: Antibiotika möglichst absetzen, Suche nach pseudomembranöser Kolitis (Endoskopie, Clostridium difficile)

Längerdauernde Diarrhö (> 1 Woche)

- Zusätzlich Koloileoskopie

Chronische Diarrhö

Sie beginnt meist schleichend

Symptome

Gewichtsverlust ist ein wichtiges Symptom, läßt sich aber nur in 50% der Fälle objektivieren. Weitere wegweisende Symptome sind Schmerzen, Blutbeimengung im Stuhl (chronische entzündliche Darmerkrankungen) und Fettstühle.

Infektiöse chronische Diarrhöen

Stuhlkulturen und serologische Untersuchungen (Yersinien, Campylobacter jejuni, enteropathogene E. coli) sind sinnvoll zu Beginn der Abklärung einer chronischen Diarrhö.

Osmotische versus sekretorische Diarrhö

Sistieren Durchfälle nachts oder nach einer 24stündigen Fastenperiode, so liegt meistens eine osmotische Diarrhö vor (vor allem Maldigestion/Malabsorption). Persistieren die Durchfälle, handelt es sich meistens um eine sekretorische Diarrhö (vor allem entzündliche Darmerkrankungen, endokrine Ursachen).

Kohlenhydratintoleranz

Ein Lactasemangel findet sich bei ca. 15% der weißen Bevölkerung. Nach Milch- und Milchprodukten kann es zu Meteorismus und Diarrhö kommen. Auch eine Unverträglichkeit von Fructose und Sorbit kommt als Ursache von Diarrhö in Betracht.

Differenzierung einer Stearrhö

Bei Maldigestion (z.B. chronische Pankreatitis), und bei Malabsorption (z.B. Sprue, ausgedehnter Dünndarmbefall bei entzündlicher Darmerkrankung) besteht oft eine Steatorrhö (Stuhlfettausscheidung > 7g/Tag).

Chronische Diarrhö I

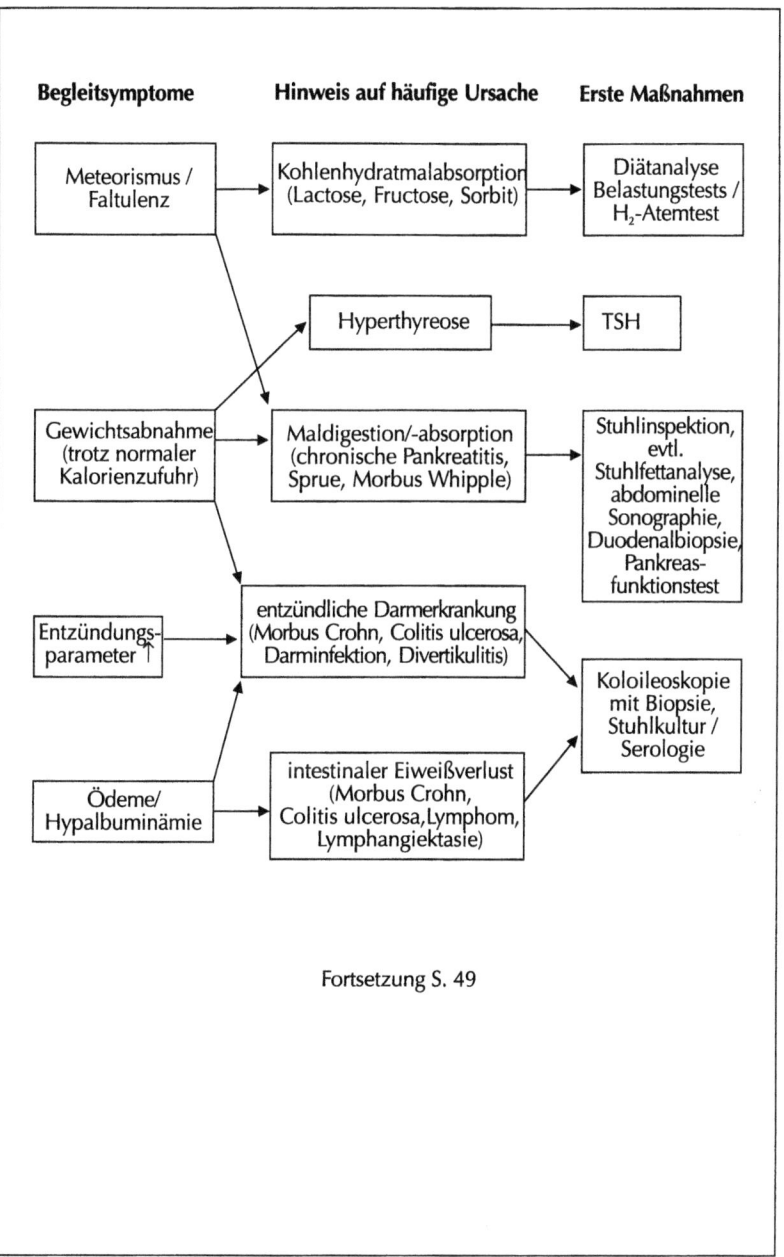

Fortsetzung S. 49

Gallensäureverlustsyndrom

Es ist meist Folge eines Morbus Crohn mit Befall des terminalen Ileums oder einer Resektion des terminalen Ileums bei erhaltenem Kolon. Wenn der Verlust an Gallensalzen die Neusynthese übersteigt, kommt es zur Steatorrhö (dekompensiertes Gallensäureverlustsyndrom). Auch die Dekonjugation von Gallensäuren durch bakterielle Fehlbesiedlung des Dünndarms führt zu einem intraluminalen Mangel an Gallensäuren.

Strahlenenteritis

Strahlenschäden im Dünn- und Dickdarm können auch viele Jahre nach abdomineller Bestrahlung zu Durchfällen führen.

Endokrine Durchfälle

Seltene endokrine Ursachen einer chronischen Diarrhö sind:

- Karzinoid (vermehrte Sekretion von sekretionssteigernden biogenen Aminen wie Serotonin etc.),
- Gastrinom (vermehrte Magensaftsekretion plus säurebedingte Inaktivierung der Pankreaslipase im Duodenum),
- VIPom (vermehrte Sekretion von vasoaktivem intestinalem Polypeptid),
- medulläres Schilddrüsenkarzinom (vermehrte Kalzitoninsekretion)

Funktionelle Diarrhö

Durchfälle, oft auch nur die Entleerung von 1–2 breiigen Stühlen, treten nur tagsüber auf. Leitsymptome wie Gewichtsverlust und Blutbeimengung im Stuhl sowie laborchemische Entzündungsparameter fehlen. Die Diagnose einer funktionellen Diarrhö ist oft eine Ausschlußdiagnose.

Chronische Diarrhö II

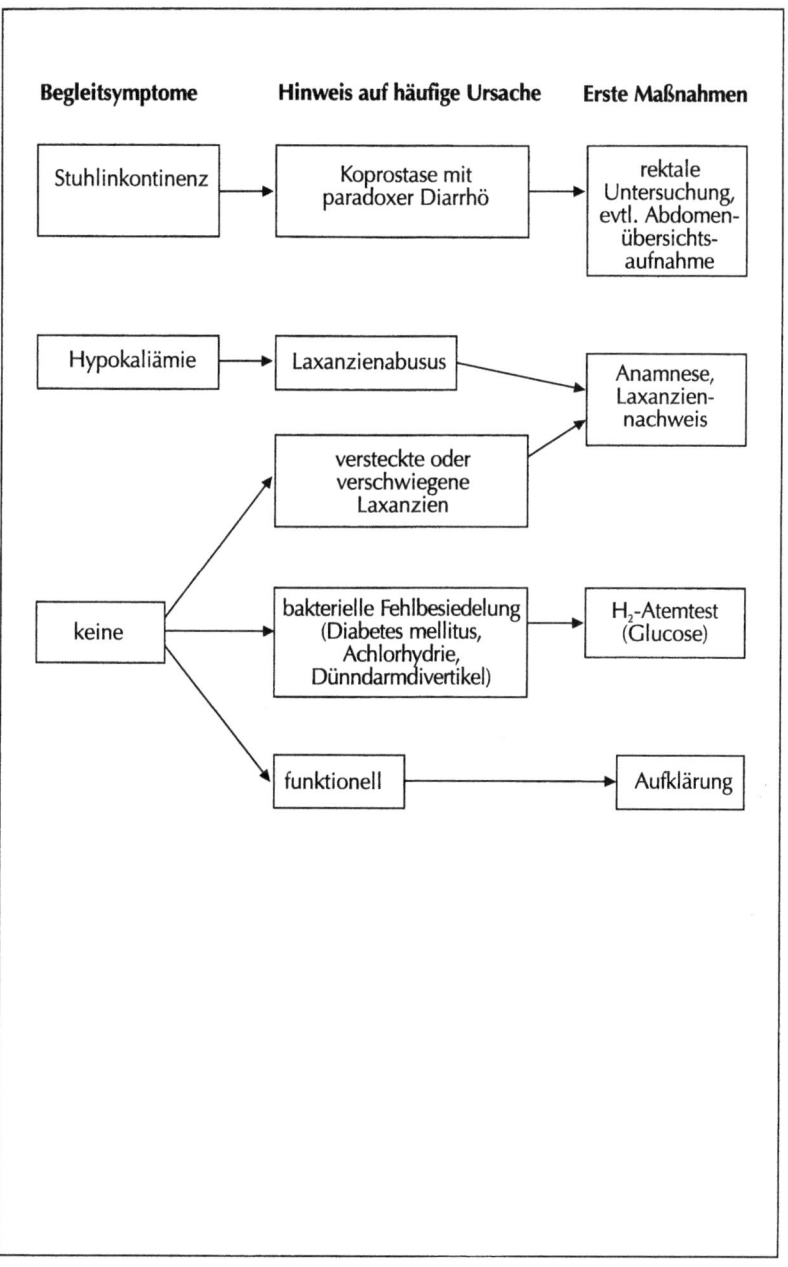

Anorektale Symptome

Definition und Abklärung

Stuhlkontinenz

Der Begriff bezeichnet die Fähigkeit zur Perzeption, Retention und Ausscheidung von Rektuminhalt zum Zeitpunkt und am Ort der Wahl.

Stuhlinkontinenz

An Schweregraden wird unterschieden die Inkontinenz für Winde (Grad I), für geringe Stuhlmengen (Grad II) und die Grobinkontinenz (Grad III).

Die Inkontinenz wird von vielen Patienten verschwiegen und erst auf Nachfragen zugegeben. Andere Patienten bezeichnen sie als Durchfall.

Obstipation

Eine niedrige Stuhlfrequenz (< 3/Woche) soll nur als bedeutsam betrachtet werden, wenn sie mit Beschwerden einhergeht. Entscheidend ist die regelmäßige Notwendigkeit, zur Stuhlentleerung heftig zu pressen.

Abklärung

Die erste diagnostische Maßnahme nach der Anamnese ist immer die proktologische Untersuchung.

Anatomie und Physiologie des Kontinenzorganes

Cortex

Plexus haemorrhoidalis (Abdichtung)

Dehnung durch Stuhl

Sphincter ani internus (unwillkürlich)

Relaxation (unwillkürlich)

Sphincter ani externus (willkürlich)

Entscheidung (willkürlich)
Relaxation → Defäkation
Kontraktion → Retention

Anoderm (sensibel)

Stuhlinkontinenz

Extraanale Ursachen

Nicht alle Ursachen der Inkontinenz liegen im anorektalen Bereich. Auch ein gesundes Kontinenzorgan kann durch extraanale Ursachen inkontinent werden, beispielsweise bei Durchfall oder bei Erkrankungen des zentralen oder peripheren Nervensystems.

Rückenmarksläsionen

Reflexzentren für die Defäkation liegen bei Th_{12}-L_3 (sympathisch; Sphincter ani internus) und bei S_2-S_4 (parasympathisch, motorisch; Sphincter internus und externus). Ihre Zerstörung führt zu einem „autonomen" Rektum mit erratischer Entleerung. Höhergelegene Querschnittsläsionen bewirken den Verlust der willkürlichen Kontinenz, lassen aber die Reflexe intakt. Solche Patienten können bei Beachtung einer individuellen Tagesrhythmik bzw. nach Induktion der Entleerung mittels z.B. Klysma eine befriedigende Kontinenzleistung erzielen.

Stuhlinkontinenz: Ursachen und erste Maßnahmen

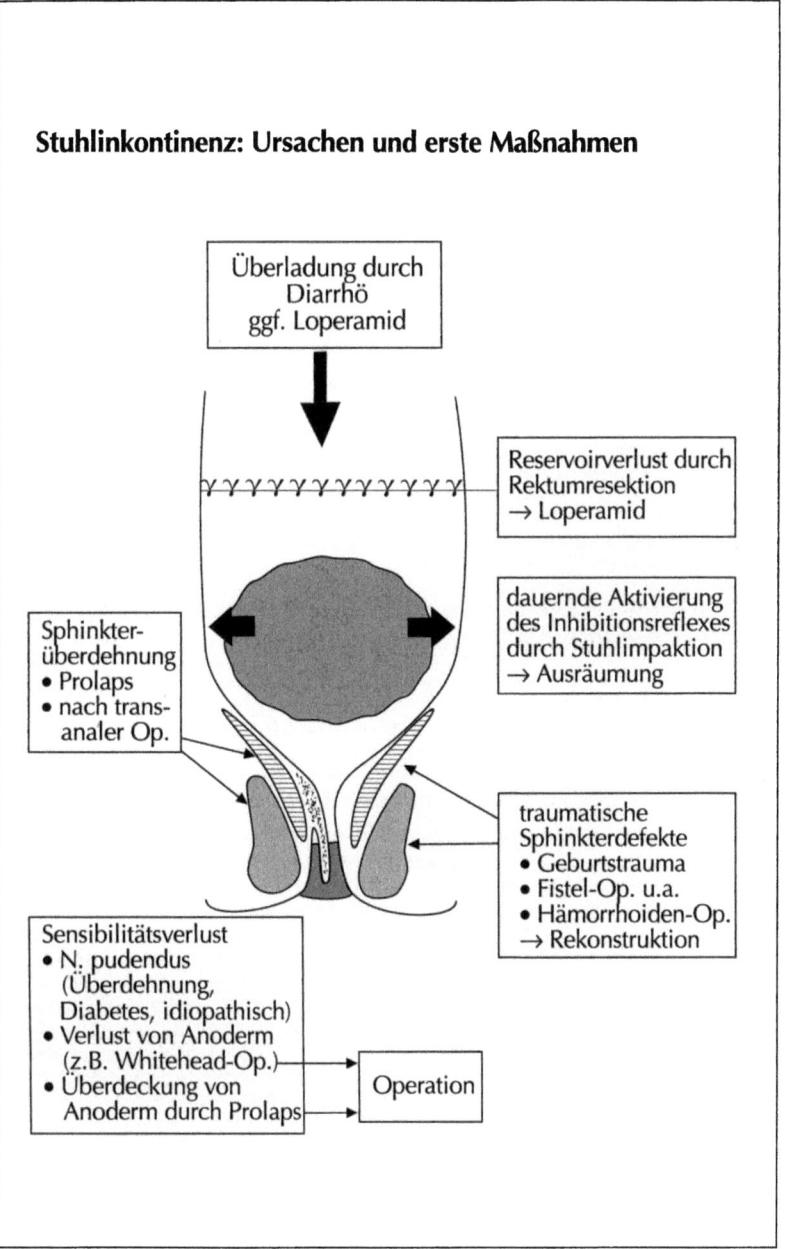

Obstipation

Ballaststoffe

Eine Obstipation kann durch niedrige Ballaststoffzufuhr bedingt sein. Mit einer ballaststofffreichen Kost können aber auch Beschwerden bei Hypomotilität oder bei Defäkationsstörungen oft wesentlich gebessert werden.

Es sollen Ballaststoffe mit schlechter bakterieller Spaltbarkeit bevorzugt werden (z.B. Kleie, Plantago-ovata-Samenschalen). Pektin (z.B. in Äpfeln) ist wenig wirksam.

Transitzeitmessung

Sie kann parallel zur Probetherapie mit Ballaststoffen erfolgen und die Angaben des Patienten objektivieren.

Defäkographie

Sie dient zur Darstellung einer funktionellen anorektalen Obstruktion (z.B. durch Rektozele oder inneren Prolaps). Wegen des Aufwands und der hohen Strahlenbelastung soll die Indikation streng gestellt werden.

Chronische Obstipation

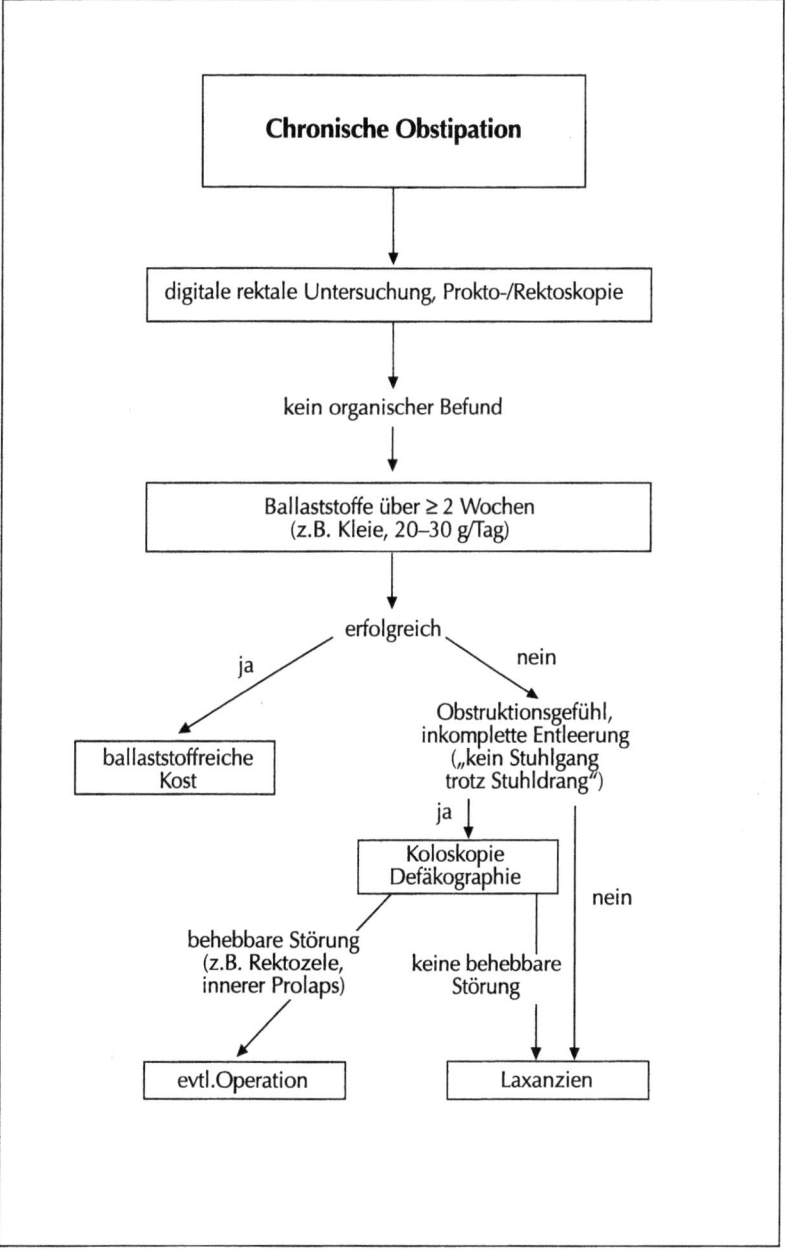

Anale Beschwerden

Die ärztliche Konsultation erfolgt in der Regel, weil der Patient von Schmerz oder Juckreiz belästigt oder durch Blutabgang oder einen außen tastbaren Knoten beunruhigt ist. Neben der genauen Analyse der Symptome muß als erste Maßnahme immer eine Inspektion der Analregion mit digitaler Austastung erfolgen. Damit lassen sich die Beschwerden fast immer klären.

Juckreiz (Pruritus ani)

Die häufigste Ursache ist eine übertriebene Analhygiene. Meist ist die proktologische Untersuchung ohne objektiven Befund. Die Therapie besteht im Verbot von Seife und anderen Waschmitteln und schonender Analreinigung mit Wasser nach dem Stuhlgang. Zusätzlich können Salben mit einem Lokalanästhetikum und evtl. gerbenden Zusätzen verordnet werden. Kortikosteroidhaltige Präparate sind nur bei Ekzem oder Mykose vorübergehend indiziert.

Der Juckreiz kann mit sichtbaren Hautveränderungen assoziiert sein, insbesondere Erosionen und Rhagaden, Ekzem und Mykose.

Analer Blutabgang

Die Art der Blutung grenzt die Lokalisation ihrer Quelle ein (s.S. 35). Blut ausschließlich am Toilettenpapier entstammt meist perianalen Erosionen und bedarf keiner endoskopischen Abklärung.

Anale Beschwerden

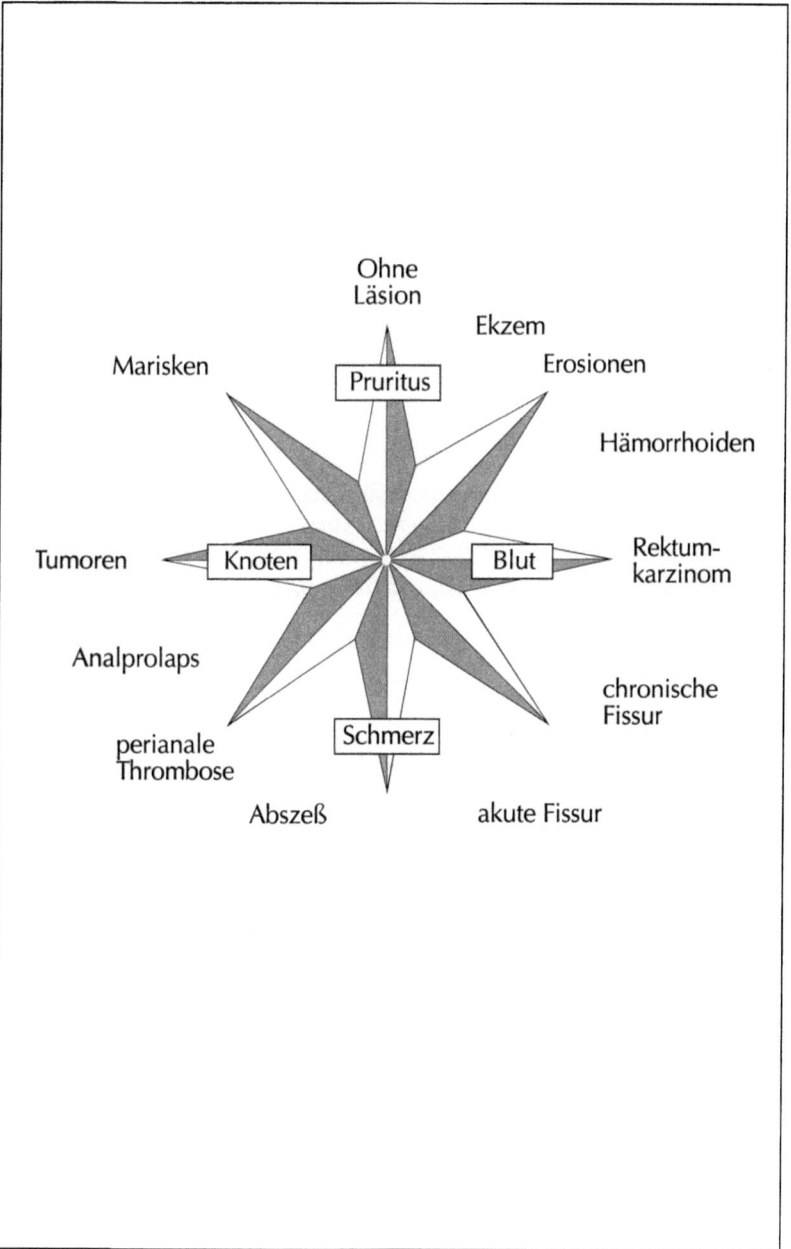

Blickdiagnose analer Erkrankungen

Marisken

Dies sind Hautläppchen, die Restzustand einer perianalen Thrombose sein können. Sie können die Analhygiene erschweren und Ursache von Juckreiz und Ekzem sein. Nur dann ist ihre Abtragung angezeigt.

Fissur

Die akute Fissur führt zu einem brennenden Schmerz, der mit dem Stuhlgang einsetzt und über ca. 30 min. langsam abklingt. Die Fissur ist oft nur nach Spreizen des Anus sichtbar. Die Beschwerden können durch Injektion eines Lokalanästhetikums in den Fissurgrund für einige Stunden erleichtert werden. Auf die chronische Fissur weist die charakteristische ,,Vorpostenfalte" hin.

Perianale Thrombose

Sie kann sehr schmerzhaft sein und wird oft zu Unrecht als Hämorrhoidalknoten bezeichnet. Beschwerden und Schwellung klingen über wenige Tage ab.

Hämorrhoiden

Sie sind nur im Falle eines Prolapses von außen sichtbar und nur bei entzündlicher Induration palpabel.

Perianale Fisteln

Sie gehen meist von einer Analkrypte aus und können in verschiedenen Ebenen des Sphinkterapparates verlaufen. Die Öffnung verschließt sich häufig wieder, bleibt aber dennoch meist gut erkennbar. Die Behandlung gehört in die Hand eines Proktologen. Insbesondere bei multiplen oder rezidivierenden Fisteln ist an einen Morbus Crohn und auch an eine Tuberkulose zu denken.

Blickdiagnose analer Erkrankungen

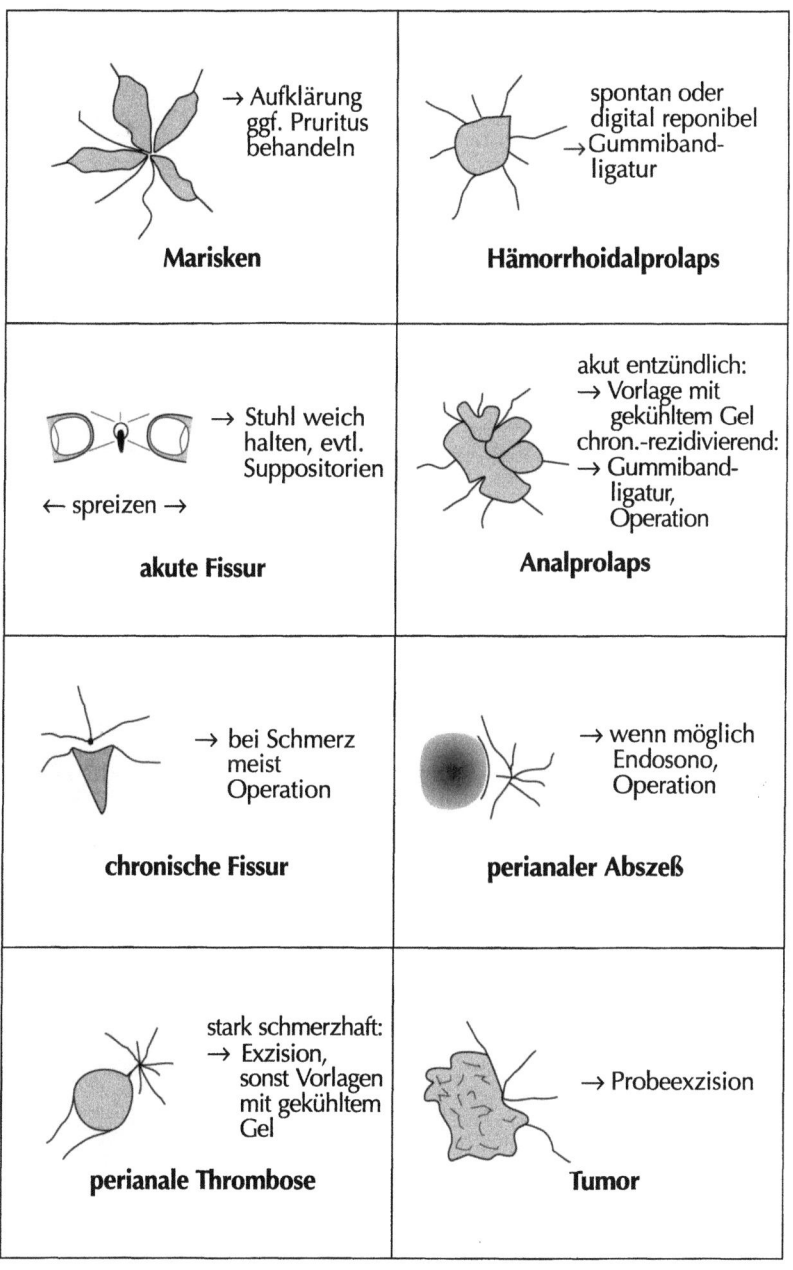

→ Aufklärung ggf. Pruritus behandeln **Marisken**	spontan oder digital reponibel → Gummibandligatur **Hämorrhoidalprolaps**
← spreizen → → Stuhl weich halten, evtl. Suppositorien **akute Fissur**	akut entzündlich: → Vorlage mit gekühltem Gel chron.-rezidivierend: → Gummibandligatur, Operation **Analprolaps**
→ bei Schmerz meist Operation **chronische Fissur**	→ wenn möglich Endosono, Operation **perianaler Abszeß**
stark schmerzhaft: → Exzision, sonst Vorlagen mit gekühltem Gel **perianale Thrombose**	→ Probeexzision **Tumor**

Literatur

Classen M, Siewert JR (Hrsg.) (1993) Gastroenterologische Diagnostik: Leitsymptome, Entscheidungsprozesse, Differentialdiagnostik. Schattauer, Stuttgart New York.

Abdominal wall tenderness: Could Carnett cut costs? (1991) Lancet 377: 1134 (Editorial)

Lankisch PG, Mahlke R, Lübbers H (1992) Das akute Abdomen – Differentialdiagnose. Internist 33: W29–W42.

Müller-Lissner S (ed.) (1993) Review in depth: Functional disorders of the lower gastrointestinal tract. Eur J Gastroenterol Hepatol 5: 975–1019.

Neiger A (1987) Atlas der praktischen Proktologie. Hans Huber, Bern Stuttgart Toronto.

Rees WDW (ed) (1993) Review in depth: Pathophysiology of diarrhoeal disease. Eur J Gastroenterol Hepatol 5: 763-807.

Rodés J (ed) (1991) Review in depth: Ascites. Eur J Gastroenterol Hepatol 3: 701–740.

Scalfaro D, Koelz HR, Blum AL (1992) Dyspepsiealmanach. Springer, Berlin Heidelberg New York Tokyo

Sharpstone D, Colin-Jones DG (1994) Chronic, non-visceral abdominal pain. Gut 35: 833–836

Sachverzeichnis

Abdominalerkrankungen, funktionelle
  Schmerz 2
Abdominalschmerz 2–7
  Begleitsymptome 3
  Ursachen 2, 3
  kolikartiger 6
  Lokalisation 2, 3
  progredienter 6
  rezidivierender 6
  Schmerzmuster 7
  somatischer 2, 3
  vertebragener 3
  viszeraler 2, 3, 23
Abszeß, perianaler 59
Achalasie 11, 15, 19
Achlorhydrie 49
Aerophagie 19, 39, 40
akutes Abdomen 8-9
Alarmsymptome 1
anale Beschwerden 56, 57
anale Erkrankungen
  Blickdiagnose 58, 59
Analekzem 57
Analfissur 57, 58, 59
Analhygiene 56
Analprolaps 53, 57, 59
anorektale Symptome 50-59
Angiographie, mesenteriale 8
Antikörper
  antimitochondriale 32
  antinukleäre 32
Aortenaneurysma 9
Aortendissektion 9
Appendizitis 6
Aspiration
  tracheale 10, 13
Aszites 1, 26-29
  Diagnostik 28-29
  Pathophysiologie 27
  Ursachen 26-27
Aufstoßen, saures 19, 21

Ballaststoffe 54, 55
Bilharziose 27
Bilirubin 30
  Stoffwechsel 30, 31
Blähungsgefühl 40
Bleivergiftung 2
Bluterbrechen 35
Blutung, gastrointestinale 34–37
  Diagnostik 36
  Differentialdiagnose 34, 35, 37
  Frischbluterbrechen 35
  Hämoschezie 35
  Kaffeesatzerbrechen 35
  Meläna 35
  Suche nach okkultem Blut 34
Blutverlust, okkulter 34
Brechzentrum 23
Brennen
  epigastrisches 18
  retrosternales 18
Budd-Chiari-Syndrom 27

Campylobacter 46
Carcinoid-Syndrom 48
Carnett-Test 4, 5
Chemorezeptor-Trigger-Zone 22, 23
Choledocholithiasis 33
Choledochusstein 31
Cholestase, medikamentöse 33
Cholezystitis 6
Cholezystolithiasis 6
Clostridium difficile 45
Colitis ulcerosa 47
Colon irritabile 2
Conn-Syndrom 27
Crigler-Najjar-Syndrom 30

Defäkation 51
Defäkographie 54, 55
Diagnose ex iuvantibus 20

Sachverzeichnis

Diarrhö 42–49
 akute 44, 45
 bei AIDS 44
 chronische 45, 46–49
 Definition 43
 funktionelle 48, 49
 paradoxe 49
 versus Steatorrhö 46
Digitalis 23
Divertikulitis 49
Dopamin 23
Durchfall siehe Diarrhö
Druckdolenz, abdominale 4, 5
Dubin-Johnson-Syndrom 30
Dyspepsie, funktionelle 2
Dysphagie 1, 10, 15
 Abklärung 17

Eisenmangelanämie 34
Ekzem, anales 57
Epipharynx 13
Erbrechen 22, 23
 Ursachen 24, 25
ERCP 32, 33
Eruktation 39
extrauterine Gravidität 9

Fehlbesiedelung, bakterielle 49
Fissur, anale 57, 58, 59
Fistel
 ösophago-pulmonale 11
 perianale 58
Flatulenz 39, 40, 47
 Abklärung 41
Flüssigkeitsbilanz, gastrointestinale 42, 43
Food-relief 7
Fremdkörper im Ösophagus 11, 15
Frischbluterbrechen 35, 37

Gallekolik 6
Gallensäureverlustsyndrom 48
Gas, freies, in Bauchhöhle 9
Gasbilanz, gastrointestinale 38, 39
Gastrinom 48

Gastrointestinale Blutung
 Siehe Blutung, gastrointestinale
Gastroskopie 17
Gilbert-Meulengracht-Syndrom 30, 31, 33

H_2-Atemtest 47, 49
Hämatemesis 35
Hämochromatose 33
Hämolyse 31
Hämorrhoiden 58
 Blutung 36
 Prolaps 59
 Operation 53
Hepatitis
 alkoholische 33
 Serologie 33
 virale 33
Herzinfarkt 9
Hyperthyreose 47
Hypopharynxtumor
 Dysphagie bei 11

Ikterus 30-33
 Diagnostik 32, 33
 in der Schwangerschaft 30
 postoperativer 30
Inkontinenz siehe Stuhlinkontinenz

Kaffeesatzerbrechen 35, 37
Ketoazidose, diabetische 2
Killian-Dreieck 12
Kinematographie
 des Ösophagus 16, 17
Kolik 3
Kolitis, pseudomembranöse 45
Kollagenosen 15
Kontinenz 50
Koprostase 49

Lacklippen 32
Lactitol 41
Lactulose 41
Langzeit-pH-Metrie 21
Laxanzien 55
 Abusus 49

Sachverzeichnis

Lebensmittelvergiftung 44
Leberzirrhose 33
 Aszites 26
Leitsymptom 1
Literatur 60
Luftschlucken 39, 40
Lymphangiektasie, intestinale 47

Malabsorption 41
Maldigestion 41
Mallory-Weiss-Syndrom 36
Manometrie
 des Ösophagus 17
Mariske, anale 57, 58, 59
Medikamentenulkus 11
Meläna 35, 37
Mesenterialinfarkt 6, 7
Metastasenleber 33
Meteorismus und Flatulenz 38–41, 47
 Abklärung 40
 Pathogenese 40
Morbus Crohn 48
Myasthenie
 Dysphagie bei 11

Nahrungsmittelintoxikation 25
neuromuskuläre Erkrankung
 oropharyngeale Dysphagie bei 11
neuromuskuläre Erkrankungen 15

Obstipation 54, 55
Odynophagie 10
Okkulter Blutverlust 35
Opiate 23

Ösophagusdivertikel 11, 19
Ösophagus-Fremdkörper 11
Ösophagusspasmus 11, 15, 19
Ösophagussphinkter
 oberer 12, 13
 unterer 14, 15
Ösophagusstenose 15

Palmarerythem 32
Pankreasfunktionstests 47

Pankreatitis 7, 9, 47
Perianalabszeß 57, 59
Perianalthrombose 58, 59
Peritonealkarzinose 26, 27
Peritoneum 3
Pharyngitis 16
pharyngoösophageale Dyskoordination 13
Pilzbefall des Darmes 44
Plexus haemorrhoidalis 51
Pneumonie, basale 9
Porphyrie 2
portale Hypertonie
 Aszites 27
primär biliäre Zirrhose 32
Probetherapie
 bei retrosternalen Beschwerden 20
Proktoskopie 55
Prolaps, analer 59
Pruritus ani 56, 57
Pseudoachalasie 15
pseudomembranöse Kolitis 45

Recurrensparese 11
Reflux, gastroösophagealer
 Schmerz 7
Refluxkrankheit 15, 18, 19
Refluxsymptome 21
Refluxtherapie
 probatorische 21
Regurgitation 10, 15, 22
 nasale 10, 13
Rektaluntersuchung, digitale 55
Rektoskopie 55
Rektozele 55
Rektumkarzinom 57
Rektumprolaps 53
Retrosternale Beschwerden
 Differentialdiagnose 18, 19
 praktisches Vorgehen 20, 21
Rotor-Syndrom 30

Schilddrüsencarcinom, medulläres 48
Schluckakt
 oropharyngeale Phase 12, 13
 ösophageale Phase 14, 15

Sachverzeichnis

Schluckstörung
  oropharyngeale 11
  ösophageale 11
Schluckstörungen 10–17
  Abklärung 16
  Anamnese 10, 11
  oropharyngeale 10, 11
  ösophageale 10, 11
Schmerz siehe Abdominalschmerz
Schmerzverlauf 6
Schwangerschaftsikterus 30
Sonographie
  Aszites 29
Soor 16
Sphincter ani externus 51
Sphincter ani internus 51
Spider-Naevi 32
Splenomegalie 33
Steatorrhö 46, 47
Strahlenenteritis 48
Streß, psychischer 40
Stuhlfettanalyse 47
Stuhlimpaktion 53
Stuhlinkontinenz 1, 49, 50
  Schweregrad 50
  Ursachen 52, 53

Stuhlinspektion 47
Tabes dorsalis 2
Thrombose, perianale 57, 58, 59
Transitzeitmessung 54

Übelkeit und Erbrechen 22–25
  Ursachen 24, 25
Ulkusschmerz 6, 7
Ureterkolik 6

VIPom 48

Weißnägel 32
Würgen 22
Wurmbefall des Darmes 44

Yersinien 46

Zenker-Divertikel 13, 16
  Dysphagie bei 11
zerebrovaskulärer Insult
  Dysphagie bei 11
Zirrhose (siehe auch Leberzirrhose)
  primär biliäre 32
Zytostatika 23

MIX
Papier aus verantwortungsvollen Quellen
Paper from responsible sources
FSC® C105338

If you have any concerns about our products,
you can contact us on
ProductSafety@springernature.com

In case Publisher is established outside the EU,
the EU authorized representative is:
**Springer Nature Customer Service Center GmbH
Europaplatz 3, 69115 Heidelberg, Germany**

Printed by Libri Plureos GmbH
in Hamburg, Germany